中医药科普知识丛书

中医谈养肤护肤

湖南省中医药管理局　组织编写

名誉主编　杨志波
主　　编　汪海珍
副 主 编　张予晋　罗美俊子　彭友华
　　　　　黄　盼　潘　意

科学技术文献出版社
SCIENTIFIC AND TECHNICAL DOCUMENTATION PRESS

·北京·

图书在版编目（CIP）数据

中医谈养肤护肤 / 汪海珍主编；湖南省中医药管理局组织编写. —北京：科学技术文献出版社，2021. 12

（中医药科普知识丛书）

ISBN 978-7-5189-8577-7

Ⅰ. ①中… Ⅱ. ①汪… ②湖… Ⅲ. ①中医学—皮肤病学 Ⅳ. ① R275

中国版本图书馆 CIP 数据核字（2021）第 227751 号

中医谈养肤护肤

策划编辑：张宪安 薛士滨 责任编辑：钟志霞 周可欣 责任校对：文 浩 责任出版：张志平

出　版　者	科学技术文献出版社	
地　　　址	北京市复兴路15号　邮编　100038	
编　务　部	（010）58882938，58882087（传真）	
发　行　部	（010）58882868，58882870（传真）	
邮　购　部	（010）58882873	
官方网址	www.stdp.com.cn	
发　行　者	科学技术文献出版社发行　全国各地新华书店经销	
印　刷　者	长沙鸿发印务实业有限公司	
版　　　次	2021 年 12 月第 1 版　2021 年 12 月第 1 次印刷	
开　　　本	850×1168　1/32	
字　　　数	138千	
印　　　张	7.75	
书　　　号	ISBN 978-7-5189-8577-7	
定　　　价	49.00元	

《中医药科普知识丛书》编委会名单

中医药科普知识丛书

《中医谈养肤护肤》作者名单

名誉主编　杨志波

主　　编　汪海珍

副 主 编　张予晋　罗美俊子　彭友华

　　　　　黄　盼　潘　意

作　　者（按姓氏笔画排序）

　　　　　王　晶　刘　毅　严伊宁　汪海珍　汪碧滢

　　　　　张予晋　易婷婷　罗美俊子　周　蓉

　　　　　黄　盼　黄雯婷　彭友华　潘　意

序　言

　　中医药是我国人民在长期的生产、生活实践中与疾病做斗争所积累起来的经验总结，既是防病治病的医学科学，更是我国宝贵的文化遗产。中医药学是中华文明的一个瑰宝，凝聚着中国人民和中华民族的博大智慧。沧桑几千年，从古至今，中医学形成了独特的生命观、自然观、健康观、疾病观、治疗观，包含着中华民族几千年的健康养生理念及其实践经验，不但护佑着中华民族繁衍生息，而且在当今时代焕发出越来越旺盛的生命力。

　　中医药根植于中国传统文化的沃土，通过历代医家们的不断观察总结，创新发展，形成了我国独特的卫生资源和原创的医学科学，既在疾病诊疗上疗效显著，又在养生保健方面经验丰富。如中医学四大经典著作之首的《黄帝内经》一书中提出的"法于阴阳，和于术数，食饮有节，起居有常"仍是我们今天强身健体、延年益寿的基本原则。中医倡导的"治未病"理论和方法，更是在疾病预防方面具有重大指导意义和实用价值，能在实施健康中国战略中发挥重要作用。

　　当今社会，健康问题已经成为世界各国关注的热点、重点。以习近平同志为核心的党中央高度重视维护人民健康，党的十九大将"实施健康中国战略"提升到国家整体战略层面统筹谋划。中国特色社会主义新时代社会主要矛盾已经转化为人民日益增长的美好生活需要和不平衡不充分的发展之间的矛盾，人民对美好生活的需要就包含对健康生活的需要，没有健康就没有美好生活，健康乃人民幸福之源和根基所在！然而目前我国慢性病高发、新发、再发，传染病时有流行，伤害发生率仍维持在较高水平。民众对健康知识普及率偏低，不健康的生活方式仍较常见。因此健康教育变得格外重要，健康科普势在必行。

中医药来源于民间、民众，深受群众的欢迎和喜爱，向大众传播中医药健康理念和知识，有助于引导群众树立正确的健康观，养成良好的生活方式，从而远离疾病、强身健体，提高生活品质和生命质量。有鉴于此，我局特组织湖南中医药大学第一附属医院、湖南中医药大学第二附属医院、湖南省中医研究院附属医院、湖南中医药高等专科学校附属第一医院、湖南省人民医院等知名中医专家精心编写了这套中医药科普知识丛书，全书作者以自己深厚的专业素养，深入浅出、通俗易懂地阐述了怎样爱眼护眼、养肝护肝、养肤护肤、养心护心、养肺护肺、养骨柔筋，怎样简效急救，如何预防癌症等。全书融科学性、权威性、实用性、通俗性和可读性于一体，看得懂、学得会、用得上，是家庭和个人增强健康意识，加强自我保健的良师益友。

健康出幸福，疾病生痛苦！养生保健、强身健体、科学防病，重在实践，贵在坚持。世上本无长生药，人间自有延

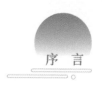

年方！希望这套中医药科普知识丛书，能为广大人民群众的身心健康、幸福生活尽绵薄之力。

湖南省中医药管理局局长　郭玉华

于长沙

前　言

皮肤，是人体最大的器官。随着生活水平越来越高，养生护肤、防治皮肤病，日益受到人们的重视。这方面，中医有着较为明显的优势。

中医关于皮肤疾病的论述，最早出现在公元前 14 世纪的殷商时期。后世出土的甲骨文、金文和青铜铭文等，都有关于"疥""疟""癣""疣"等皮肤病名的描述，被世界医学沿用至今。经过数千年的发展，中医皮肤科以系统扎实的理论和特色的临床技术，在我国的医疗卫生保健事业中占有至关重要的一席。

在长期的医疗实践与科普宣传中，我们发现，人们普遍缺乏关于皮肤病防治和养生护肤的正确观念和方法，也缺乏一本权威的、通俗易懂的皮肤科普读物。

怎样让独具优势的中医特色养生护肤理念"走进寻常百姓家"？

2020 年 10 月，湖南省发布《关于促进中医药传承创新发展的实施意见》指出："为促进湖湘中医药传承创新发展，

中医谈养肤护肤

加快中医药强省建设，必须彰显中医药在疾病防治中的优势。要加强中医优势专科建设，实施中医治未病健康工程"；2021年8月，湖南省发布《健康湖南"十四五"建设规划》，明确要求"创作一批中医药文化精品，开展中医药科普教育活动"。

于是，在湖南省中医药管理局的策划与主持下，我们湖南省中医院欣然领命，积极组织编写，使这本《中医谈养肤护肤》得以问世。

湖南省中医院素有"湖湘中医发祥地""医圣坐堂旧址"之称，皮肤科是国家卫健委中医临床重点专科、重点学科，也是国家中药新药中医皮肤科专业临床观察机构、湖南省中医药管理局重点研究室，拥有名中医杨志波传承工作室。科室主编的《当代中医皮肤科临床家丛书》曾获中华中医药学会著作奖二等奖，并编写了多本中医皮肤性病学相关教材、专业书籍，以及各类视听精品课程，适用于专业医学生教育。

这本《中医谈养肤护肤》，则面向大众，从皮肤常见多发病的防治出发，尽量规避专业术语，全面阐述了关于皮肤病防治的常见误区和注意点，并给出了一些具体方法，深入浅出，切合实用，是一本权威的、能供老百姓看懂的养生护

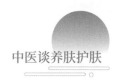

肤读物。

感谢所有编者的共同努力和辛勤付出，诚望读者和同行专家多提宝贵意见，以便日后修正。

湖南中医药大学第二附属医院　党委书记　杨志辉
湖　南　省　中　医　院

湖南中医药大学第二附属医院　院长　李定国
湖　南　省　中　医　院

目 录

第三章　调理好身体的五脏六腑，养肤护肤要从每天做起

第一章
带你走进人体最大的器官

大家知道人体最大的器官是什么吗？肝脏？心脏？皮肤科医生告诉您，以上这些都不是。皮肤才是人体最大的器官，它附着在人体表面，与外界直接接触，帮我们抵御外界病毒或其他外邪侵袭，也是我们最好的"卫士"。

现在就让我们一起来认识我们的好伙伴。为什么说它是人体最大的器官呢？它的总重量占个体重量的16%，总面积为1.5~2m^2，厚度因人或部位而异，为0.5~4 mm。最厚的皮肤在足底部，达4 mm，眼皮上的皮肤最薄，只有不到1 mm。

为了能够更好地帮大家对抗外界病邪侵扰以及让其他的器官更好运行，皮肤又由表皮、真皮和皮下组织构成，并含有附属器（汗腺、皮脂腺、指甲、趾甲）及血管、淋巴管、神经和肌肉等。现在就来给大家一一介绍我们的"卫士"吧！

一、"防御卫士"——表皮层

表皮是皮肤最外面的一层结构，它就像"卫士"一样保护我们，平均厚度只有0.2 mm，由外向内可分为5层：①角质层：内含有丰富角蛋白，它能抵抗摩擦，防止体液外渗和化学物质内侵，以维持皮肤的柔润。②透明层：不是每个地方的皮肤都会有这一层，此层于掌、跖部位最明显。能防止水分、电解质、化学物质通过。③颗粒层。④棘细胞层。⑤基底层：能产生黑色素（色素颗粒），决定着皮肤颜色的深浅。

二、"桥梁般坚韧"——真皮层

想要光泽亮丽的皮肤，真皮层是最重要的部分，其来源于中胚叶，由纤维、基质、细胞所构成。它是我们坚强的"后盾"。

1. "钢筋构架"——纤维

有胶原纤维、弹力纤维、网状纤维三种。每一层都有其独特的作用。

（1）胶原纤维：为真皮的主要成分，约占95%，集合组成束状。

（2）弹力纤维：在网状层下部较多，多盘绕在胶原纤维束下及皮肤附属器周围。它是我们皮肤"弹性满满"的根本，同时也赋予皮肤及其附属器的支架。

（3）网状纤维：被认为是未成熟的胶原纤维，它环绕于皮肤附属器及血管周围。由于纤维束呈螺旋状，故有一定伸缩性。

2. "填充基石"——基质

是一种无形态、均匀的胶样物质，填塞纤维束间及细胞间，为皮肤各种成分提供物质支持，并为物质代谢提供场所。

3. "重要的物质"——细胞

主要有以下几种：

（1）成纤维细胞：能产生胶原纤维、弹力纤维和基质。

（2）组织细胞：是网状内皮系统的一个组成部分，具有吞噬微生物、代谢产物、色素颗粒和异物的能力，起着有效的清除作用。

（3）肥大细胞：存在于真皮和皮下组织中，以真皮乳头层最多。其胞质内的颗粒，能贮存和释放组胺及肝素等。

三、"千丝万缕"——皮下组织

皮下组织又称为皮下脂肪组织，这样一说你是不是就会想到脂肪呢？没错，让我们肥胖的讨厌的脂肪就在皮下组织中。皮下脂肪组织是一层比较疏松的组织，相当于一个天然的"肉垫"，可以缓冲外来压力，保护内脏器官。皮下组织中除脂肪细胞外，也含有丰富的血管、淋巴管、神经、汗腺和毛囊。具有提供皮肤弹力，参与脂肪代谢、糖代谢、贮存能量及内分泌、调节体重等作用。

四、"十八般武艺样样精通"——皮肤的功能

1. 保护功能

皮肤是有"双向"保护功能的，作为与外界环境直接接触的器官，其最重要的作用就是与外界形成屏障，防御外界物理、化学及微生物等有害物质的侵入，并且能防止水、电

解质及营养成分的流失，维持内部环境稳定。

2. 吸收功能

皮肤能够通过角质层、毛囊皮脂腺及汗管吸收外界水分、药物等。其中角质层是最重要的途径。

3. 感觉功能

皮肤内分布有感觉神经及运动神经，可以感知体内外的各种刺激，产生各种感觉，引起相应的神经反射，如痛觉。

4. 分泌和排泄功能

人体皮肤主要通过丰富的汗腺和皮脂腺分泌、排泄汗液及皮脂。

5. 体温调节功能

人体皮肤一般通过产热和散热的方式维持皮肤温度。

6. 代谢功能

皮肤的代谢包括黑色素、表皮中结构蛋白、水、电解质、糖类、蛋白质及脂类代谢，其中黑色素、表皮中结构蛋白代谢为皮肤所特有的代谢。就比如说长痘痘留下了痘印，有些人很快就会消，就可以说这个人的皮肤代谢功能不错。

7. 免疫功能

我们常说人体免疫功能下降就会引起许多疾病，同理，皮肤免疫功能紊乱会导致疾病状态，但我们的皮肤能有效地启动免疫应答并及时恢复和维持免疫稳态以避免免疫病理损伤。

（罗美俊子）

第一节　皮肤真的需要"护"吗

20 世纪 30~80 年代，雪花膏、万紫千红、蛤蜊油等护肤品风靡一时，一瓶护肤霜即可解决全家护肤需求。如今护肤品的种类琳琅满目，成分五花八门，护肤步骤趋于复杂，护肤概念深入人心，但却也让很多人心中浮现一个疑问：皮肤真的需要"护"吗？

一、皮肤当然需要"护"

针对这个"灵魂拷问"，答案自然是肯定的：需要！

皮肤就是我们机体的一把"保护伞"，外保护我们的身体不受"伞外"的伤害，内保护"伞下"身体里的好东西不要跑出伞外。

护肤这个行为就是给我们的"皮肤保护伞"上再加一层"保护膜"。这样外界的物理伤害（风吹雨打）就能减少对我们皮肤（原生伞）的损害，从而更好地保护皮肤的健康度及美观度。

所以保护皮肤 = ①减少皮肤受到的伤害 + ②加强皮肤的屏障功能。皮肤作为人体的保护器官，保护皮肤不仅能维持生理意义上的健康，更能减缓皮肤衰老速度、维持皮肤的美观，也有效地维护了心理意义上的健康（图 1–1）。

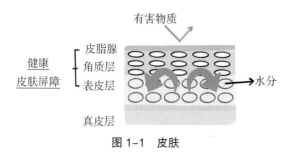

图1-1 皮肤

二、皮肤需要怎样"护"

皮肤需要的"护"广义上可以分为外源性和内源性两个方面，使用护肤品、做好防晒、适度清洁等都属于外源性的护肤行为；积极治疗原发皮肤疾病、保持良好生活习惯等维持皮肤本身的健康则为内源性的护肤要求。

其中内源性的护肤要求尤易被忽视。其实熬夜、抽烟、喝酒、高糖高脂饮食等不良生活习惯都是伤害皮肤的隐形元凶。整个机体都不健康，皮肤这个全身最大的器官自然也会随之出现多种问题。所以谈到护肤，维持良好的生活习惯是一定要做到的基础要求。

狭义上的"护肤"则指使用护肤品、化妆品等外源性护肤行为。基于现代人的护肤习惯，可以把护肤保养大概分成以下三种类型：

1. 基础护肤

基础护肤主要包括清洁、保湿、防晒三个方面。其实做好基础护肤即可避免大部分的皮肤问题。

（1）清洁：正常分泌的皮脂并不是"坏蛋"，相反，正是皮脂保护皮肤，使皮肤保持湿润，外挡伤害，内护水分，是正常皮肤屏障重要的组成部分。皮脂是最天然的保湿霜。

只有当皮脂分泌过于旺盛、堆积在毛孔内，混合代谢掉的角质，经过氧化就变成了黑头。但黑头是毛孔内半固化的油脂，洗脸无法洗掉黑头，只能预防。如果为了去黑头而使用去角质产品、过分搓洗皮肤，反而可能造成皮肤损伤、导致皮肤屏障破坏，形成闭口、痘痘、皮肤敏感、皮肤干燥、老化等皮肤问题。

（2）保湿：不同的肤质有不同的保湿需求。

1）干性皮肤的保湿需求：①从内循环来说，多喝水是最有效的补水方式。皮肤的水分来自从饮食中摄取的水，真皮层是"水库"，涵养了大量的水，含水量高达 70%~80%。②从外部环境来说，湿度适宜是防止水分丢失的必要条件。如果自然环境干燥，我们可以通过在室内安装加湿器、使用喷雾等，创造一个湿度适宜的环境条件。③从护理角度说，除了"补水"，更重视"保湿"。使用补水面膜或补水化妆水补充皮肤水分为短效补水方式。但是面膜不宜天天用，使用太过频繁可能会导致皮肤过度水合，进而引起屏障功能受损，甚至诱发接触性皮炎。"保湿"才是护肤品的主要使用目的，切不可本末倒置，用完水、面膜之后一定要及时涂上保湿霜／乳，不然水就白"补"了。

2）油性皮肤的保湿需求：①大部分油性皮肤，正常情况下皮肤的含水量是正常的，不需要额外使用高浓度的保湿品。②如果是"外油内干"的皮肤类型，护肤的时候不仅要控油，还要参考干性皮肤的护理方法，加强补水。

3）混合性皮肤的保湿需求：混合性皮肤保湿建议以程度较重的皮肤类型的护理需求为主。当然把不同皮肤类型的区域分开护理是最好的选择，但并不必要。

（3）防晒：防晒是护肤抗老化的关键。防晒不仅是防晒黑，更重要的是抗衰防老化。而物理防晒（打伞、戴墨镜、戴帽子、穿防晒衣等）结合化学防晒（涂抹防晒霜或隔离霜）防晒效果最佳。

2. 功能护肤

功能护肤有需要可以增加。如美白、抗衰等，一般通过精华、面膜来实现。

但皮肤白和皮肤年轻，决定因素一是基因，二是防晒；护肤品的作用聊胜于无；而各种美容仪器能够起到的作用也是微乎其微，反而可能因为使用不当损伤皮肤。

3. 医学护肤

如果已产生皮肤问题，如长痘、红血丝、长斑、敏感等，应当在医生的建议下，选择适合自己的医学护肤品及治疗方案。寄希望于单纯用护肤品解决是不切实际的。

三、关于护肤的误区

1. 洗脸时间越久才能越干净

事实上洗脸同一部位只需要 20 秒，像脸颊这种干燥的部位 10 秒就可以了。表面活性剂在 20 秒的时间里已经可以充分把油污带走。

2. 如果打了遮阳伞就不用涂防晒霜了

如果因为痘痘肌、敏感肌使用化学防晒会存在加重症状的可能，那么只做物理防晒（打遮阳伞、戴墨镜等）也可以。但室外还会有反射的紫外线；而且有一些室内环境（如临窗）也会有防晒的需要，所以还是推荐打遮阳伞的同时也涂防晒霜。

3. 黑眼圈可以通过眼霜来解决

不管是熬夜产生的黑眼圈，还是眼周色素沉着型黑眼圈，都不可能通过眼霜解决。不要指望眼霜、眼罩、眼膜能有多大作用，都只能非常有限地缓解黑眼圈，而非根治；更不能指望偏方和按摩。医学美容（激光、射频或自身脂肪充填）是解决黑眼圈最有效的方案。同时眼部防晒是预防色素型黑眼圈（黄褐色黑眼圈）最重要的途径；好好睡觉 + 好好戴墨镜比护肤品收效更高。

（严伊宁）

第二节　"水"和"油"之争

不论是现代电视广告、网络营销，还是化妆品柜台的店员，都在输出"水油平衡"的概念。乍一听，有中医传统"阴阳平衡"之意，好像很有道理，但事实就是如此吗？皮肤真的有"水油平衡"这一说吗？

一、"水油平衡"是什么？

医生所说的"水油平衡"，其实是指皮肤的皮脂腺分泌及汗腺分泌都保持在一个比较正常的水平，皮肤既不因为缺水而感到干燥，也不因为油脂分泌旺盛而感到油腻（图1-2）。

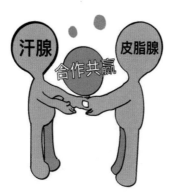

图1-2　水油平衡

而有些人理解的水油平衡是一个天平式的平衡，水在这头，油在那头；皮肤油多的时候，将另一头的水多加点，水油就平衡了，皮肤就好了……

这其实是南辕北辙——两码事呢！其实"水"和"油"分别归属于两种相对独立的皮肤调节系统，并不是简单的你多我少的平衡关系。

二、皮肤中的水是哪里来的？

健康的皮肤光滑而富有弹性，很大程度上依赖于皮肤的水分正常，而皮肤的水分主要来自饮食摄入的水分。

真皮层像是皮肤的"水库"，含水量高达70%~80%。角质层中的天然保湿因子则像是"水泵"，可以吸住水分，像水泵一样把真皮层的水吸出来滋润表皮（尤其是角质层）。除此之外，汗腺分泌的汗水也是滋润表皮的水源之一（图1-3）。

皮肤表层水分梯皮

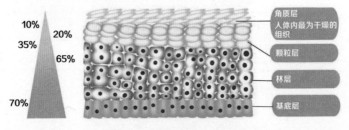

图1-3　皮肤表层水分梯度

所以皮肤各层距离真皮越近，含水量越高；而距离越远，含水量就越低。到最表层的角质层，含水量就只有20%~30%了。

一般来说，真皮层的含水量比较稳定，但"水泵"们（保湿因子）多少可以因为气候、洗涤、护肤品、皮肤屏障功能的变化而变化，从而角质层含水量也会随之变化。

当气候变化，外界环境变得干燥，天然保湿因子也将变少，如果又加上生活习惯和精神压力、环境刺激等因素，角质层的含水量会明显下降，可能会出现皮肤干燥、瘙痒等皮肤问题。而皮肤干燥又会使皮肤屏障功能下降，"保护伞"起不到保水作用，水分就会加速从表皮流失，进一步加剧干燥，从而形成恶性循环。

如果角质层含水量低于10%，无法维持皮肤屏障的正常功能，就会出现皮肤干燥、粗糙，甚至皲裂、疼痛。这时候，就不得不去医院求医问药。

三、皮肤中的油是哪里来的？

皮肤中的油大致可以分为三种：

1. 生理性脂质

角质细胞在正常代谢过程中，释放出的神经酰胺、胆固醇、游离脂肪酸等生理性脂质，主要分布于角质细胞间。

2. 皮脂

皮脂腺会分泌出皮脂，皮脂是油状半流态混合物，含有甘油三酯、脂肪酸、磷脂和酯化胆固醇等多种脂类。这些皮脂铺展到皮肤表面，形成一层"皮脂膜"，是"天然的保湿霜"，对维护皮肤的正常功能起到重要的作用。

3. 外源性油脂

平时外涂的各种"擦脸油"与洁面时洗去的油脂。

我们分泌油脂依赖多种因素，其中雄性素是最主要的刺激因素，雄性素越高，皮脂分泌越多；情绪的波动会刺激肾上腺分泌，也可以加速皮脂腺分泌；另外，作息紊乱，过食辛辣、高油高糖饮食都会使皮脂分泌量增加。皮脂过于旺盛，则可以引发多种问题：毛孔粗大、黑头粉刺、长痘痘等。

四、皮肤中的"水"和"油"能平衡吗？

综上可以看出，水和油来源、代谢都是完全不同的两个体系，水有水的代谢平衡，油有油的代谢平衡，各管各的。但水油之间就真的完全分道扬镳了吗？

其实不然，他们还是配合默契的队友。

如前所述，皮脂是我们天然的保湿霜，缺乏皮脂将无以维持正常的皮肤屏障功能，导致失水增加。

皮脂分泌不足时，即使原来皮肤的水分充足，也会因大量失水造成角质层含水量下降，而造成皮肤干燥、瘙痒等症状。

因此，如果皮肤含水量下降，皮脂腺也会收到分泌皮脂的信号，以修复皮肤屏障、保护皮肤不受外界伤害。

所以说水和油二者之间，除了会互相影响外，它们的协同作用也会影响皮肤状态。从这个意义上来说，水、油二者确实需要维系"平衡"。

五、关于"水"和"油"的误区

1. 水对皮肤如此重要，是不是越多越好？

皮肤（特别是角质层）含水量过高也不行。因为过多的水会导致角质细胞肿胀、连接松解、角质细胞之间的生理性脂质结构紊乱；也就是我们通常讲的"过度水和"会破坏皮肤屏障功能。如果一堵砖墙长期泡在水里，势必会出现砖的剥蚀、砂浆的松解，漏风漏雨、摇摇欲坠。红砖绿瓦是如此，何况皮肤屏障呢？所以补水要适度，过度补水可能矫枉过正、适得其反。

2. 皮脂动不动就堵毛孔，全部清洗掉就好了吧？

绝不可以！皮脂是维护皮肤的正常功能至关重要的。在维持正常的皮肤生理作用中皮脂至少有以下几个作用：①使皮肤保持柔软、滋润；②形成的皮脂膜就像是皮肤这个保护伞的伞布，可以避免水分过多流失；③皮脂有维持体温的作用；④皮脂可以维护毛囊的正常功能，缺乏皮脂，可能造成鸡皮肤、鱼鳞病等皮肤病；⑤皮脂还有毛囊相关免疫调节作用；⑥皮脂还是体表抗氧化剂的输送工具，对于抵抗环境氧化应激压力至关重要。所以千万不能过度去脂！

（严伊宁）

第三节　紫外线的进击

紫外线对皮肤有伤害，所以我们一定要防晒，这个概念已深入人心。但紫外线对皮肤到底有哪些伤害呢？我们又应该如何合理抗击紫外线呢？

一、什么是紫外线？

紫外线（ultraviolet radiation，UVR）的波长为 100~400 nm，根据其波长和生物学效应分为三个波段，分别是：

长波紫外线（ultraviolet radiation A，UVA，波长 315~400 nm，占地表 UV 的 95%，穿透能力强，可透过薄衣物、玻璃等，并可穿过皮肤表层，到达真皮层）。

中波紫外线（ultraviolet radiation B，UVB，波长为 280~315 nm，可穿透大气层，占地表 UVR 的 5%，易被玻璃阻隔，能到达表皮基底层，生物学效应强，为 UVA 的 100 倍）。

短波紫外线（ultraviolet radiation C，UVC，波长 100~280 nm，日光中的 UVC 全部被大气层吸收，不能到达地球表面），医院用于消毒的紫外线灯管就是人工 UVC 光源。

而从 UVC 到 UVA，波长依次递增，能量逐渐下降（图 1–4）。

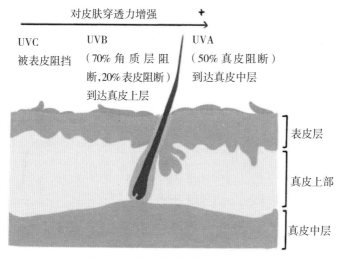

对皮肤穿透力增强 +

UVC
被表皮阻挡

UVB
（70% 角 质 层 阻
断，20% 表皮阻断）
到达真皮上层

UVA
（50% 真皮阻断）
到达真皮中层

表皮层

真皮上部

真皮中层

图 1–4　紫外线对皮肤的穿透力

照射在人体上的紫外线 95% 是 UVA，这是能量最弱、波长最长的一种紫外线。从理论上讲，UVA 能量弱，但穿透能力强，对皮肤的损伤在短期内可能难以察觉，但其损伤效应会积累并逐步显现出来，所以被认为是导致外源性皮肤老化的主要诱因。

UVC 波长极短，是最强大、最致命的一种紫外线。UVC 不仅致癌，还能快速灭菌。但大气层可以阻挡 UVC，每 3000 万年才会有一个 UVC 光子到达地球表面，所以我们不必担心走在户外会遇到它。

UVB 是导致晒伤和各种皮肤癌的罪魁祸首。UVB 既具有电离能力，又能穿透大气层，还能诱导皮肤每分钟产生 1000 个国际单位的维生素 D。夏天 UVB 尤为强烈，所以我们在夏天容易被晒伤、晒红，就是因为 UVB。

二、紫外线对皮肤有哪些伤害？

1. 晒黑

当皮肤受到紫外线伤害时，皮肤自身的黑素细胞会合成黑色素以吸收紫外线以减少伤害；而黑色素增加就会导致皮肤变黑、形成色斑。如果被 UVB 晒红、晒伤都会产生炎症反应，继而出现炎症后色素沉着。

2. 老化

皮肤为了抵御紫外线伤害，角质形成细胞会增生、使角质层代偿性增厚，这样就可以挡住一部分能量强的紫外线。所以我们日晒后皮肤会变厚、变粗糙。而已经达真皮层的紫外线会破坏真皮胶原纤维和弹性纤维，从而导致皮肤松弛、老化、形成皱纹。

3. 变红、变癌

紫外线的电离作用可以诱导自由基形成、抑制皮肤免疫，导致毛细血管扩张产生红斑、诱导光化性皮肤产生、加重炎症，甚至诱导皮肤癌的发生。

三、如何抵挡紫外线的伤害？

紫外线的强度和季节、海拔、纬度等因素有关。学会看紫外线指数、了解不同环境下的紫外线指数，能躲就躲，不能躲就遮，遮不住就擦防晒霜，方能知己知彼百战不殆。

了解以下几个小知识，有利于我们更好地抗击紫外线。

1.5 ~ 8 月为全年度紫外线量的高峰期

从每年的 3 月份开始，紫外线的强度逐渐增加（图 1-5）。

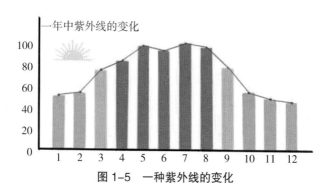

图 1-5　一种紫外线的变化

当然并不是意味着除了 5~8 月，其他月份就不需要防晒了。只是指 5~8 月紫外线的强度增加，我们防晒的力度和强度也需要增加。

2.10：00~16：00 为一天中紫外线最强的时段

紫外线最强的时段为 10~16 点，6 点之前和 20 点之后几乎可以忽略不计（图 1-6）。

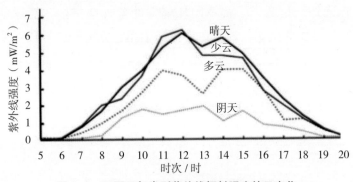

图 1-6　不同天气类型紫外线辐射强度的日变化

3.建筑物玻璃外墙旁紫外线强度最大

在同样的周围环境下，建筑物玻璃外墙可以反射相当强度的 UVB，站在玻璃外墙边大约 3 分钟就可以晒出红斑。

四、完全不晒可以吗？

虽然紫外线对人体有诸多伤害，但紫外线也有帮助身体合成维生素 D，以促进人体对钙、磷的吸收和利用，有利于骨骼健康，而且研究发现夏季每天晒太阳 1 小时的人比晒太阳不足 1 小时的人，乳腺癌风险下降了 16%，这也可能与晒太阳能合成足够的维生素 D 有关。

此外，日晒不足也可能会增加糖尿病和抑郁风险。像一些特殊疾病的患者，如维生素 D 缺乏、银屑病、玫瑰糠疹等，紫外线照射对疾病好转有益，建议可以适当加强日晒，但需要以不会晒伤为度。

五、关于紫外线的误区

1. 阴天天气凉快不用防晒

1/3 的紫外线会在大气中发生散射，已经被散射在空中的紫外线防不胜防。而且云层对紫外线的阻隔能力有限，阴天并不是面对紫外线的免死金牌。气温不高但紫外线强度较强的情况也常常存在，体感"凉快"不能作为紫外线强度的参照标准。

2. 只有防晒衣才能防晒

事实上普通衣物亦有防晒效果。如棉质 T 恤能够阻挡90% 的有害紫外线。当然，防紫外线效果最好的面料是密织布（如牛仔布、防晒衣）。

3. 皮肤白的人不会晒黑就不用防晒

皮肤白的人黑色素生成少，对皮肤保护力度差，所以更容易被晒伤。事实上皮肤白嫩的人需要更注意避免紫外线的照射伤害，选择合适的防晒；防晒系数（sun protection factor，SPF）代表了这类产品的有效程度。一款防晒乳液上标明 SPF30，那就表示，在同等会导致 10 分钟晒伤皮肤的紫外线强度照射下，涂上它之后，经过 300 分钟的照射才会导致晒伤。

（严伊宁）

第四节　激光家族的秘密一
——神奇的光子嫩肤

光子嫩肤，好像很熟悉："美白嫩肤""淡斑祛痘""明星日常保养手段"……又有些神秘，它安全么？真的可以有效解决那么多皮肤问题么？今天我们来给大家扒扒光子嫩肤。

光子嫩肤的学名叫 intense pulsed light，直译过来就是强脉冲光。强脉冲光（intense pulsed light，IPL）自 1998 年问世已二十多年，由于它能改善皮肤色素沉着、毛细血管扩张，又能收缩毛孔、刺激胶原再生，从而达到改善皮肤质地的"逆龄美容"作用，因此才被赋予了一个众所周知的名字——光子嫩肤。

一、光子嫩肤有哪些？

提到光子嫩肤，很多人都听说过，但提到 IPL、OPT、AOPT、M22、DPL、BBL 这些具体名词就不一定清楚了，这些名词都属于光子嫩肤的范畴，但分别代表不同的概念、技术和设备。在光子嫩肤项目中，常用到的技术主要有 4 种，它们的功效、针对性、痛感、价格等略有不同，大家可以根据自己的需求来选择。

1. OPT（optimal pulse technology）

指的是完美脉冲光，它是光子脉冲控制技术的一项革命性进展，可发射三个能量均衡的子脉冲，把以往光子的尖峰波变成方形波，使 IPL 脉冲能量在发射时更加稳定且均匀，在增强疗效的同时大大减少了不良反应的发生并使疼痛减轻。现如今市场上的光子嫩肤项目，所采用的也多是 OPT 技术。2004 年由科医人公司率先在"王者风范"（lumenis one）设备上使用 OPT 技术，成为光子嫩肤的"金标准"。

2. DPL（delicate pulse light）

即染料激光，也称"窄谱光""精准光"。它截取了更窄的波段（500~650 nm），对血管和黑色素有很强的针对性。其中 500~600 nm 的波段处于血红蛋白的吸收峰，因此治疗浅层血管性病变精准高效；550~650nm 的波段处于黑色素高吸收而血红蛋白吸收迅速降低的特殊波段，因而用于治疗色素性病变。所以 DPL 的优势主要在于祛红、祛黑上。

3. AOPT（advanced OPT）

也叫超光子，其配置了非常先进的双波段设计的血管滤光片和痤疮滤光片。其中血管滤光片含有 530~650 nm 和 900~1200 nm 两个波段，短波段部分瞄准表浅血管病变，而长波段部分针对深部血管病变，使血红蛋白靶色基对光的吸收更集中、更有效。因而 AOPT 对于血管性疾病的疗效更加理想且不良反应更小，适合于难治性血管性疾病（较粗红血丝和鲜红斑痣）的治疗。AOPT 的痤疮滤光片含有 400~600 nm 和 800~1200 nm 两个波段，短波段产生可以杀死痤疮丙酸杆菌的纯态氧，长波段则可以穿透作用到病变的皮脂腺，因而 AOPT 治疗痤疮的效果也很好。概括地讲 AOPT 达到了收放自如的全手动境界，也是光子技术发展的又一大进展，其波段可调节性得到全面提升，更精准细致、"定制化"，因而价格也会偏贵。

4. BBL（broad band light）

也叫 BB 光，BBL 最多有十个子脉冲，能真正输出理想的方波能量，使光子加热更均匀、作用更加温和；BBL 采用内置热探测蓝宝石晶体冷却系统，能够高效精准地控制治疗区域皮肤温度，因而使得治疗更加安全、舒适；BBL 还采用 15mm × 45 mm 的超大光斑设计，使得治疗速度加快，效率提高；另外，BBL 配有 420 nm 的滤光片，因此治疗痤疮效果较好。概括讲 BBL 的优势主要在于治疗的舒适性，在嫩肤紧肤有更好的疗效，能以长期保养治疗的方式实现基因层面的皮肤抗衰。

二、光子嫩肤的工作原理是什么呢？

主要是利用"光的选择性光热作用"。人体的组织对不同波长光的吸收能力是不同的，特定波长的脉冲光可以穿透皮肤，被皮肤中的黑色素和血管内的血红蛋白吸收。色素细胞吸收光的能量后，将光能转化为热能，温度升高到一定程度，色素的组织产生变性坏死，达到去除色斑的目的。毛细血管中的血红蛋白吸收特定波长能量后，血红蛋白爆炸，引发扩张的毛细血管破裂，使皮肤表面的毛细血管闭合，起到改善红血丝的效果。强脉冲光在皮肤内部引发光热效应和光化学反应，成纤维细胞受到脉冲光的热效应刺激，转化为纤维细胞，促进纤维细胞分泌胶原蛋白，缩短胶原蛋白的长度，增加皮肤弹性，减少松弛。

三、光子嫩肤适合哪些人群？

1. 先天性红血丝、换肤后红血丝。

2. 毛孔粗大、皮肤粗糙、油脂分泌旺盛。

3. 轻中度痤疮患者，有部分浅表层暗疮、粉刺、过敏性暗疮、暗疮印。

4. 面部有部分浅表层的少量色沉、色斑、红色痘印。

5. 有脱毛需求：腋毛、四肢毛发等影响美观的毛发。

四、光子嫩肤不适合哪些人群？

1. 妊娠期、瘢痕体质。

2. 近期有过暴晒的、正处在过敏期的，或者近期被太阳晒伤的。

3. 糖尿病患者、心脏病患者、皮肤恶性肿瘤或癌前病变。

4. 光敏性疾病（红斑狼疮）、急性皮肤感染。

5. 有假体部位、安有心脏起搏器的、治疗部位有金属。

6. 近期一个月内服用光敏药物者。

五、注意事项

光子嫩肤不是做 1~2 次就会有明显改善的项目，需要根据每个人皮肤的不同情况来多次治疗，是一个逐次累积、渐进改善的过程。一般情况下，一个疗程需 3~6 次治疗，每次间隔 3~4 周。大概坚持一个疗程以上能看到皮肤改善。

术后需要做好日常护理：

1. 术后一周敷医用面膜，做好补水工作。恢复期间不要使用刺激性、美白化妆品，也不要用日常面膜（可能会含有刺激比较大的成分）。

2. 做好防晒，出门一定要记得涂防晒霜，戴防晒帽。

3. 雀斑、色素沉着等部位可能出现结痂，不要去抠。

4. 不要自己使用灯照小仪器或美容仪。

（彭友华）

第五节　激光家族的秘密二
——攻破色素的有力武器

中国人自古以"白"为美，素有"肌肉玉雪、凝脂点漆"之谈。但是随着年龄、日晒等多因素的影响，色斑的发生率越来越高，又缺乏理想的治疗，而激光治疗为色斑提供了较理想的治疗方法。不同于传统的化学性或物理性的剥脱方法，它采用一种对皮肤创伤更小的方式来根本性地祛除色斑，所以更安全，效果也更好。

一、到底什么是色素障碍性疾病？

色素障碍性皮肤病，是由于皮肤黑色素的增加而形成的一种常见于面部呈褐色或黑色素沉着性、损容性的皮肤疾病，多发于面颊和前额部位，包括雀斑、咖啡斑、日晒斑、老年斑、黄褐斑、太田痣等，多见于女性，与遗传、日晒、皮肤老化有关，日晒后有的斑会加重。

二、常见的色素障碍性疾病的激光治疗

1. 褐青色斑

褐青色斑是一种先天性非遗传性的皮肤色素性疾病，因

为好发于颧骨又称颧骨褐青色痣，太阳穴（颞部）、前额外侧、鼻根、下眼睑、鼻翼都可以累及。多发生于 16~40 岁女性。主要特点是在颧部对称分布的直径 1~5 mm 黑灰色、青灰色斑点，无自觉症状，口服药物及外用祛斑药无效。

治疗上有效、安全的方法是采取调 Q 激光如 1064 nm、755 nm、694 nm 波长激光。每次激光治疗间隔一般在 2~6 个月，多数人需要 4~7 次达到基本清除。褐青色是各种色斑中疗效最好的疾病之一，合适治疗基本可以做到肉眼看不见。而且颧骨褐青色斑治愈后是极少复发的。

2. 老年斑

老年斑为皮肤的一种退行性病变，其形状大小不一，有缓慢扩大的倾向，颜色也有逐渐加深的趋势。有时遇到小小的刺激会产生炎症，但很快消退，厚度会有所增加而隆起，也有一直平坦的病灶。它可以出现在面部各处，侧面比正面稍多一些。一旦发生很难自然消退。

对于老年斑的激光治疗一般使用 CO_2 激光、Q 开关红宝石或翠绿宝石激光治疗。CO_2 激光的治疗对象是那些表面隆起的病灶。Q 开关翠绿宝石激光治疗对象是所有不隆起的病灶。激光照射之后会立即出现病变部位泛白，此后会变成褐色，形成薄薄的痂皮。注意不要去抠痂皮，要等待它自然脱落。如果在病灶的炎症红肿期间进行治疗，可能会加重炎症，从而导致色素沉着，故应该等炎症消退之后再进行激光治疗。

3. 雀斑

雀斑是发生在面部皮肤上的散在或群集分布，孤立不融合的黄褐色点状色素沉着斑，多为针头到绿豆大小圆形、卵圆形或不规则斑点，可累及颈、肩、手背等暴露部位，夏季经日晒后皮疹颜色加深、数目增多，冬季则减轻。日晒可诱发和加重雀斑，也与身体内部多个脏腑器官的分泌失调和代谢功能较弱有关。

治疗上，我们可用以下两种方式：

（1）激光祛除雀斑：利用激光产生高能量、聚焦精确的单色光，有效穿透皮肤表层、使色素颗粒在瞬间破裂成极小的碎片，达到有效祛除雀斑的效果。治疗过程只要 10 多分钟，术后不影响一般的生活和工作。1 次治疗后，约 1 周后皮损结痂脱落。若要进行第 2 次治疗，治疗间隔时间一般为 8~16 周，激光治疗雀斑 1~2 次即可取得满意的效果。

对于孕妇、对光敏感者及近期用过光敏感药物（维 A 酸类、四环素等）、高血压、糖尿病、长期服用某些精神类药物者、服用消炎药或降压药者、2 周内有日光暴晒者以及面部有炎症者，应禁忌治疗。

（2）光子治疗雀斑：光子一般指的是强脉冲光。光子祛雀斑，就是利用强大的脉冲光"冲散"色素颗粒，使色素斑消退。由于强光不像激光那样单一而纯净，含有各种光源，所以光子祛雀斑对皮肤的作用是多方面的，能减淡皮肤各种色素斑、增强皮肤弹性、消除细小皱纹、改善面部毛细血管扩张及毛孔粗大和皮肤粗糙等，所以光子祛雀斑具有非常不错的综合美容效果。但是对一些非常顽固的色素斑的治疗，光子祛雀斑可能会有些力不从心，仍需要配合激光来治疗。

4. 黄褐斑

黄褐斑，中医又称"肝斑""蝴蝶斑"，是一种主要分布在颧、颊、鼻、前额等部位呈黄褐色斑片状的色素性皮肤问题（图 1-7）。

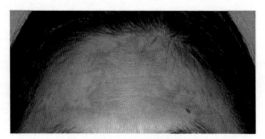

图 1-7　黄褐斑

无明显的自觉症状及不适感觉。尤以中青年女性居多。发病机制复杂，目前研究表明，日晒、性激素水平是主要因素。与某些药物、睡眠、慢性疾病、遗传、血液流变学等也可能有关。目前很少有比较理想的治疗方法，中医中药的辨证论治是个不错的选择。国内外很多医师会采用低能量密度（一般为 2~3 MJ/cm²）的 Q 开关 1064 nm 的 Nd：YAG 激光进行多次治疗（治疗频次：1 周 / 次），但停止治疗后皮损容易快速复发，部分患者可能会出现色素沉着或色素减退斑，因此黄褐斑的患者在选择激光治疗的时候一定要找专业医师评估，同时还要配合药物治疗。

三、如何预防色斑发生呢？

对于遗传性的色斑如雀斑、咖啡斑、雀斑样痣等没有办法预防，除非来世再投胎。但对于晒斑、脂溢性角化（老年斑）、黄褐斑而言做好防晒就可以大大降低发生概率或者延缓出现。

四、注意事项

1.早发现、早诊断、早治疗是我们拥有完美肌肤的重要原则。

2.防晒！防晒！防晒！

3.术后痂皮脱落前不宜剧烈活动和化妆，勿强行撕掉痂皮。

4.尽可能到正规的专业医院，选择具有资质的专业医生进行治疗，以保证安全性和有效性。

5.尽可能选在春、秋、冬季进行治疗。

（彭友华）

第六节　时刻进行的抗衰老

　　为了延缓衰老、保持容颜，早在公元前，人类就已经着眼于探寻"延年益寿"的方法。在历史悠久的中医学中，早已有了药物养生和饮食养生以延缓衰老的理论实践。在现代医学中，无论是在西医美容还是中医美容的国内外会议上，抗衰美容都是核心内容。

一、追求外在美，永远在路上

　　1. 追求面部轮廓年轻化

　　面部轮廓年轻化指的是预防和针对改善面部轮廓的松弛、下垂、移位，让人比实际年龄看起来更年轻。

　　2. 追求皮肤年轻化

　　面部皮肤年轻化包括预防和改善皮肤的松弛和皱纹，还有柔嫩质地、减少色素沉着、血管扩张等。

二、抗衰大法哪家强？

　　1. 热玛吉

　　热玛吉通过 CRF 电容性射频技术，将高能量的电磁波传导至皮肤真皮层，促使胶原蛋白产生收缩效应，从而产生立即性的皮肤紧致效果。在做完后的 2~6 个月内，肌肤内的胶原蛋白不断地增生，重新排列，达到长期提升的效果。适应于面部有轻、中度的皮肤松弛、下垂的；皮肤有皱纹或干纹，肤质粗糙的；眼部或者颈部皮肤松弛或者皱纹的；下颌缘曲线不清晰的；蝴蝶袖、臀部、腹部、大腿皮肤松弛的。

2. 超声刀

超声刀，利用热效应促进刺激成纤维细胞活性，使它们产生更多的胶原蛋白，以弥补流失的胶原蛋白，主要针对改善皮肤纹理、祛除皱纹。超声刀用于面部美容的治疗头有三种：1.5 mm 聚焦于真皮浅层，3.0 mm 聚焦于真皮深层，4.5 mm 聚焦于筋膜层。作用深度不同效果自然也不同，作用于真皮浅层效果主要是改善皱纹，作用于真皮深层可以起到紧致作用，作用于筋膜层才是真正起到提升作用。可以收紧皮肤组织，提升眉眼线条；减轻"双下巴"，改善下颌轮廓；改善法令纹；收紧、提升面部组织及皮肤；减轻面部皱纹，提升皮肤弹性；改善颈部皱纹，减缓颈部老化等。

3. 热拉提

热拉提通过独有的聚焦射频技术实现对皮肤浅层、中层、深层的精准加热，达到祛皱、紧致、提升皮肤的目的。做好术后护理、后续护理的求美者接受热提拉美容后效果维持时间较长，一般可维持 4~5 年。适合想全面改善面部衰老情况，如祛除皱纹、收紧松弛皮肤、改善双下巴、全面提升面部、重塑面部轮廓、改善蝴蝶袖、收腰提臀、腿部塑形及产后修复等问题的人群。

4. 欧洲之星 Fotona 4D

"欧洲之星"是它的生产厂家名字，是全球历史悠久的激光公司之一旗下的一款可以一站式解决皮肤问题的抗衰老仪器，目前，已经取得了美国 FDA、欧洲 CE、中国 CFDA 认证。"Fotona 4D"代表 4 种专利技术：① Smooth Er 快速收紧技术，快速收紧松弛皮肤。② PIANO 深层加热溶脂技术，在表皮完好无损的前提下将多余脂肪进行溶解。③ SUPErfical 微秒焕肤技术，对表皮浅层进行冷剥脱，淡化细纹，收缩毛孔，改善粗糙的肌肤质地。④ FRAC3 焕肤技术，从肌肤深层击退色素达到美白嫩肤效果。它还可以作用到其余抗衰老激光很难处理的细节部位：眼周、法令纹和嘴角位置。一般治疗需要 100 分钟，才能做完四个模式的全部治疗。效果可以维持 1 年左右。

5. 黄金微针

它是微针和射频的结合，通过针刺入皮肤后释放射频能量，刺激胶原蛋白重组和再生。能改善皮肤松弛、毛孔粗大、肤色暗沉、皱纹、痤疮、妊娠纹等问题，起到紧致皮肤，消除皱纹年轻化的效果。持续效果为 3~4 年。

6. 注射抗衰

微创注射技术主要是指应用肉毒杆菌毒素和组织充填剂等，通过局部注射的方法对其进行治疗，以取得减少或消除皱纹、提升下垂组织、增加组织容量、增强局部饱满度、改善面部轮廓或雕塑形体、改善皮肤质地等效果，从而达到年轻化和抗衰老的目的。

（1）玻尿酸抗衰：注射玻尿酸是较常见的抗衰美容方法，具体做法是将玻尿酸注射到面部真皮用以修复较深层皱纹。此外，玻尿酸对修复由于痤疮或其他原因造成的小瘢痕也有效果，玻尿酸还被广泛应用于丰唇、隆下巴、隆鼻等方面，效果可维持为 6 个月左右。

（2）肉毒素抗衰：肉毒素，又称肉毒杆菌毒素。肉毒素作用于胆碱能运动神经的末梢，干扰乙酰胆碱从运动神经末梢的释放，使肌纤维不能收缩致使肌肉松弛以达到除皱美容的目的，肉毒素在美容方面的运用非常微量，不会对人体造成影响，效果持续 6~12 个月。

（3）自体脂肪填充：是将腰、腹、大腿等处的脂肪抽出，经过静置、离心或者过滤处理成净化成分脂肪后，再注射到需要填充的部位。具有帮助面部塑形、凹陷软组织填充、对抗衰老的效果。脂肪存活可以维持终身。

（4）ACT 自体有核细胞抗衰注射：ACT 注射美容是对整个皮肤层进行全面的修复和再生，对皮肤的纹理、胶原蛋白和弹性纤维进行全面修复和重新组合。能有效地达到提升面部肌肤和紧绷面部肌肉，帮助改善色素沉着和抗衰返嫩。1 个月后效果达到最佳状态。

（5）线雕提升：面部线雕是通过在皮下植入双向倒刺PPDO 蛋白线，促进胶原蛋白的生成。具有改善毛孔、粗糙皮肤，美白祛斑、除皱的效果，让皮肤长期充满弹力和紧致感。

总的来说，这些项目除了自体脂肪可永久存活，其他都需要定期去做，才能维持更长久的效果。

三、还有哪些不要钱的抗衰方法？

1. 早睡早起。熬夜的危害有多大大家都知道吧？黑眼圈、皮肤粗糙暗沉、长痘、加速衰老……

2. 注意饮食。少吃油炸、高糖、高热量的食物，均衡饮食。

3. 防晒！防晒很重要！一定要做好防晒！管它硬防晒（衣服、帽子、伞等）还是软防晒（防晒霜），统统用起来！

4. 全身热玛吉做起来——运动。大家都知道运动对身体好，做运动相当于做了个全身热玛吉，怕老？动起来吧。这么省钱的方式你确定不用？

（彭友华）

第二章
皮肤健美与疾病

第一节 "上火"的单纯疱疹

嘴角突然长簇集状水疱是怎么回事？感觉烧烧的，偶尔还有点痛，是上火了嘛？而且特别容易反复的，这是怎么了？

像以上这种情况，有很多朋友是不是经常出现呢？其实这种情况并非"上火"了，而是病毒性皮肤病"单纯疱疹"找上了你（图 2-1）。

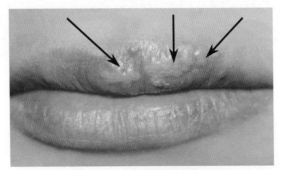

图 2-1 唇部突然长簇集状水疱

一、到底什么是单纯疱疹？

单纯疱疹是由单纯疱疹病毒（herpes simplex virus，HSV）引起的一种常见病毒性的皮肤疾病，以簇集性水疱为特征。

可以自行愈合，但是容易复发。

二、那么为什么会得单纯疱疹呢？

1. 中医认为本病是由正气不足，没有抵抗外界邪毒能力而发病。

2. 西医认为单纯疱疹主要是由于接触单纯疱疹患者或单纯疱疹病毒的携带者，通过性接触、飞沫传播或母婴传播侵入人体，当我们因受凉、感冒等情况出现免疫力低下时，病毒活跃，导致本病的发生。有两型表现：

（1）接触 HSV-1 型病毒患者或携带者：发病多位于腰部以上的部位，主要侵犯颜面部，以口腔和嘴唇最为多见，可通过空气、性接触传播造成感染，引起单纯疱疹。

（2）接触 HSV-2 型病毒患者或携带者：发病多位于腰部以下的部位，机体免疫力低下时通过空气、性接触传播侵入人体，引起单纯疱疹，可见于生殖器和肛门周围。有生育需求的人群一定要治好后再怀孕。

三、它有哪些临床表现及临床类型？

单纯疱疹的症状主要表现为皮肤与黏膜交界处的簇集性水疱，少数患者会出现发热、肌肉酸痛等全身症状。当病毒极度活跃，身体免疫力不足以抵抗时，病毒可通过血液播散到全身各处，造成全身感染，引起脑炎等严重并发症。临床上主要分为初发型单纯疱疹和复发型单纯疱疹。

1. 初发型单纯疱疹

皮肤与黏膜交界处出现疼痛、烧灼感，继而出现聚集性的水疱，主要出现在口周、生殖器部位，伴有灼热、疼痛、瘙痒感，水疱可自行破溃、结痂。

2. 复发型单纯疱疹

部分患者原发感染消退后，在同一部位反复发作。发作早期局部常自觉灼热，随后出现红斑、簇集状小丘疹和水疱，可融合，数天后水疱破溃形成糜烂、结痂愈合。

四、我们应如何治疗单纯疱疹？

1. 西医

（1）系统药物治疗：①初发型：可选用阿昔洛韦、伐昔洛韦或泛昔洛韦，疗程 7~10 天。②复发型：采用间歇疗法，最好出现前驱症状或皮损出现 24 小时内开始治疗。选用药物同初发型，疗程一般为 5 天。③频繁复发型（1 年复发 6 次以上）：为减少复发次数，可采用持续抑制疗法，一般需连续口服 6~12 个月。④原发感染症状严重或皮损泛发者：可以静脉注射阿昔洛韦，疗程一般为 5~7 天。⑤阿昔洛韦耐药的患者：选择膦甲酸钠（foscarnet），连用 2~3 周或直至皮损治愈。

（2）外用药物治疗：以抗病毒、收敛、干燥和防止继发感染为主。可选用阿昔洛韦软膏或炉甘石洗剂；继发感染时可用夫西地酸乳膏、莫匹罗星软膏等。

2. 中医

内服中药：涉及中药，当然就需要辨证论治。具体辨证用药建议于皮肤科专科诊治。

五、关于单纯疱疹的误区

1. 单纯疱疹有自愈性，不需要治疗

单纯疱疹病毒感染性皮肤病，它的发病多数以自身免疫力下降所引起，如果症状较轻朋友可以使用外用抗病毒药物治疗，但是当一位免疫力十分低下的朋友患上此病，那症状就十分严重了，可能还会合并一类影响生命安全症状，所以一定要积极治疗。

2. 单纯疱疹一定会复发

不一定。这个主要是要根据每一个人的免疫力。有些人感染病毒，但从来没有发过本病；有些人发了一次，治疗后再也没复发；有些人一年反反复复好发几次。最重要的是隔绝感染源，提高自身免疫力。

3. 单纯疱疹＝上火

单纯疱疹主要是由于单纯疱疹病毒感染的病毒性皮肤病，单纯疱疹病毒感染是与上火无特异性关系的。

六、如何预防单纯疱疹的发生？

1. 勤洗手，避免和他人共用餐具、毛巾等物品。
2. 不要和单纯疱疹患者有亲密接触，避免高危性生活。
3. 适量运动，增强机体的免疫力。
4. 避免诱发病毒复发的因素，如感冒、创伤等。
5. 妊娠期发生感染的孕妇需要积极接受抗病毒治疗。

（罗美俊子）

第二节 "痛"的带状疱疹

曾几何时，你突然感觉身体某个部位疼痛难忍，不能触摸？你会不会以为是身体哪个器官、关节发生了病变，然后急忙跑去各大医院照片子、做 B 超等，但是结果往往出乎你的意料，因为你照的地方并没有任何问题，所以你只能"扫兴"而归，但是过了几天疼痛部位突然长出了很多红色斑片以及小水疱，此时请立即就医，这是"带状疱疹"找上了你。

一、什么是带状疱疹呢？

带状疱疹是一种皮肤上出现成簇水疱，沿身体一侧呈带状分布的急性疱疹性皮肤病，俗称"缠腰火丹""火带疮""蜘蛛疮"等，一年四季均可发病，以春秋季较多见。虽然它表现在皮肤上的水疱很抢眼，但实际上却有着更为严重的内在神经损伤，导致神经痛（图2-2）。

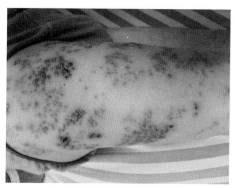

图2-2　带状疱疹

二、为什么会得带状疱疹？

带状疱疹是由"水痘—带状疱疹"病毒感染引起的，初次感染在儿童表现为水痘，即使身体健康，几乎所有年长的人体内也都潜伏着"水痘—带状疱疹"病毒，当某些因素导致人体免疫力下降时，潜伏的病毒就会被激活，侵犯皮肤和神经，表现为带状疱疹。

中医认为本病总因湿热火毒蕴蒸肌肤而成，或因情志内伤，或饮食不节，或年老体弱而致肝郁气滞、脾虚湿蕴、气滞血瘀。

三、哪些人会得带状疱疹？

各种人群都有可能会得带状疱疹，特别是过度疲劳、抵抗力下降、精神紧张、熬夜、长期服用糖皮质激素、老人、患有恶性肿瘤、HIV 感染等的人群尤其容易发病。

四、带状疱疹的表现有哪些？

（1）发疹前可有乏力、发热、食欲减退等全身症状。

（2）患处皮肤可有灼热或灼痛，触痛明显。

（3）发病部位多见于肋间、头面和腰骶。

（4）患处常先出现红斑，很快出现粟粒至黄豆大丘疹，簇状分布而不融合，继之迅速变为水疱，疱壁紧张发亮，疱液澄清，外周绕以红晕，各簇水疱群间皮肤正常。

（5）皮损呈带状排列，多发生在身体的一侧，一般不超过前后正中线，偶尔超过 1~2 颗也属于正常现象。

（6）神经痛可在发病前或伴随皮损出现。

（7）病程一般 2~3 周，老年人 3~4 周，水疱干涸、结痂脱落后留有暂时性淡红斑、色素沉着或色素脱失。

（8）老年患者更容易遗留带状疱疹后遗神经痛。

五、得了带状疱疹要怎么治疗？

带状疱疹最折磨人的不是长在皮肤上的水疱，而是神经痛。水疱经过治疗很快就会消退，但神经痛可能让人痛不欲生。预防和控制神经痛的关键在于早期积极治疗。

1. 中医治疗

（1）辨证论治，内服中药方剂。

（2）中成药选择：表现为肝郁气滞证（皮肤潮红，疱壁紧张，灼热刺痛）者可内服龙胆泻肝丸；表现为脾虚湿蕴证（皮损颜色较淡，疱壁较松弛，破后糜烂、渗出，疼痛轻）者可内服参苓白术丸；表现为气滞血瘀证（患处皮损大部分消退，但疼痛不止）者可内服血府逐瘀胶囊。

（3）水疱、渗出较多时可使用黄柏、马齿苋等清热解毒中药煎水后湿敷患处；水疱大且未破溃时宜在消毒后刺破疱壁、排出疱液；脓疱需做清创处理；红斑、水疱、糜烂者予青黛、大黄等清热解毒敛湿中药散剂外涂或中药油调敷；遗留神经痛者选用消炎散调配后包扎贴敷；干燥结痂时选用祛湿解毒而无刺激的中药油或软膏外涂。

（4）针刺疗法、刺络拔罐疗法及火针疗法均有助于缩短病程。

（5）饮食要以清淡、易消化为原则，宜多吃新鲜水果、蔬菜，忌鱼虾蟹、羊肉等发物，忌辛辣刺激食物，禁烟酒。

①肝郁气滞证者宜进食清热解毒之品，如柴胡青叶粥：大青叶 15 克，柴胡 15 克，粳米 30 克。先把大青叶、柴胡加水 1500 毫升，煎至约 1000 毫升时，去渣取汁，入粳米煮粥，待粥将成时，入白糖调味。早晚分食，每日 1 剂，可连服数日。此粥有清泻肝火的功效。宜多饮水，保持大便通畅，以利毒邪排出，便秘者可以温水冲蜂蜜饮服。

②对于脾虚湿蕴证者，宜进食健脾利湿之品，如冬瓜、扁豆、绿豆汤，还有马齿苋薏米粥：薏米 30 克，马齿苋 30 克。先将薏米和马齿苋加水煮熟，再加红糖调味。用法：每日 1 剂，连用 7 日。此粥有清热解毒，健脾化湿的功效。

③气滞血瘀证者，宜进食活血通络行气之品，如丝瓜汤等。

（6）保持患处干燥清洁；注意休息，保持心情舒畅。

2. 西医

在医生的指导下早期、足量、足疗程使用抗病毒药物如阿昔洛韦等，选用合适的止痛药物，或可配合糖皮质激素系统治疗。水疱未破时可外用炉甘石洗剂或抗病毒乳膏；水疱破溃后可酌情使用 3% 硼酸溶液或 1∶5000 呋喃西林溶液湿敷，配合抗生素软膏外涂。

六、带状疱疹长在哪里最危险？

传说中蛇串疮长满一圈就会致人死亡，这是错误的。眼、耳部的带状疱疹更危险，但也不至于要人命。病毒侵犯三叉神经眼支可导致溃疡性角膜炎和急性视网膜坏死综合征。病毒侵犯面神经及听神经可出现面瘫、耳痛及外耳道疱疹三联征。虽然眼、耳部带状疱疹所占比例小，但常伴随严重的并发症，而且其后遗神经痛的发病率也较高，必须引起重视。

七、带状疱疹会传染吗？

一般来说是不会传染的，但在结痂前还是具有一定的传染性，通过飞沫和接触传播，需要注意保护免疫力较低的儿童、老人和孕妇。

八、如何预防带状疱疹？

（1）注重饮食，经常运动。
（2）保持良好睡眠，增强免疫力。
（3）接种带状疱疹疫苗。

（罗美俊子）

第三节 "千姿百态"的疣

身上长了圆圆的、像乳头增生般的赘生物怎么回事？也不痛也不痒？最近一段时间发现越来越多了，会不会是什么恶性病？

像以上问题，在皮肤科门诊是可以经常听到，其实，经过仔细询问病史后，不难诊断这些赘生物就叫"疣"。

一、到底什么是疣？

疣是由人乳头瘤病毒感染皮肤黏膜所引起的良性赘生物，临床上常见有寻常疣、扁平疣、跖疣和尖锐湿疣等。

二、那么为什么会得疣呢？

1. 中医认为本病总由正气不足，没有抵抗外界邪毒能力而发病。

2. 西医认为本病传染源为患者和健康带病毒者，主要经直接或间接接触传播。当皮肤黏膜有微小破损时 HPV 就会进入皮内并复制、增殖。发病人群广泛，年龄以 16~30 岁为主，免疫功能低下及外伤者更加易患。

三、它有哪些临床表现及特殊类型？

1. 寻常疣

俗称"刺瘊""瘊子"，可发生于身体的任何部位，但以手部为多，手外伤或水中浸泡是常见的诱发因素。典型皮损为黄豆大小或更大的灰褐色、棕色或皮色丘疹，表面粗糙，质地坚硬，可呈乳头瘤状增生。根据部位不同，名称也不同，发生在甲周者称甲周疣；发生在甲床者称甲下疣；疣体细长突起伴顶端角化者称丝状疣，好发于颈、额、眼睑及腋下；发生于头皮及趾间的疣体表面常有参差不齐的突起，称指状疣。寻常疣可以自然消退，5 年自然清除率可达 90%，少数患者可复发。

2. 跖疣

为发生在足底的寻常疣。可发生于足底的任何部位，但以掌外伤、摩擦、足部多汗等均可促进其发生。皮损初起为细小发亮的丘疹，渐增至黄豆大小或更大，因受压而形成淡黄或褐黄色胼胝样斑块或扁平丘疹，表面粗糙，界限清楚，边缘绕以稍高的角质环，去除角质层后，其下方有疏松的角质软芯，可见毛细血管破裂出血而形成的小黑点，若含有多个角质软芯，称为镶嵌疣。皮肤镜检查可见皮损中央褐色或黑褐色线状或点状出血征，患者可自觉疼痛，也可无任何症状。

3. 扁平疣

为扁平隆起性丘疹，好发于儿童和青少年，好发于颜面、手背及前臂。典型皮损为米粒至黄豆大小的扁平隆起性丘疹，圆形或椭圆形，表面光滑，质硬正常肤色或淡褐色，多骤然出现，数目较多且密集。搔抓后皮损可呈串珠状排列，即自体接种反应或称 Koebner 现象。本病病程慢性，多自行消退，少数患者可复发。

4. 生殖器疣

又称尖锐湿疣，列入性传播疾病。

5. 传染性软疣

又称为鼠乳，即 MCV 感染所致的常见良性病毒性传染病，以皮肤出现蜡样光泽的珍珠状小丘疹、顶端凹陷并能挤出乳酪样软疣小体为临床特征，主要经过皮肤直接接触传播。

四、我们应如何治疗疣？

1. 中医

（1）内服中药：涉及中药，当然就需要辩证论治。具体辩证用药建议于皮肤科诊治。

（2）外治法：可选用火针及高频电等治疗。

2. 西医

主要采用物理治疗和外用药物治疗，系统药物治疗多用于皮损数目较多或久治不愈者。

（1）物理治疗：冷冻、电灼、刮除和激光等都是有效的治疗方法，皮损数目较多者可以分批分次治疗。

（2）外用药物治疗：不宜采用物理治疗的患者，可根据不同情况选择外用药物及使用方法。

（3）皮损内注射：平阳霉素用 1% 普鲁卡因稀释于疣体根部注射，每周 1 次，适用于难治性寻常疣和跖疣；维生素 D_3 皮损内注射对于多发性疣具有一定疗效。

（4）系统药物治疗：目前尚无确切有效的抗 HPV 治疗药物，可试用免疫调节剂（如干扰素、左旋咪唑等）。

五、关于疣的误区

1. 跖疣 = 鸡眼

两者为不同疾病，鸡眼多由于长期挤压所致，多发生于脚趾缘、足缘，典型皮损为圆锥形角质栓，外围有透明黄色环，表面光滑。可单发或散在数个，加压时疼痛明显。

2. 用搔抓来去除

不少患者不了解该病的自身传染性，时常有意无意地搔抓患处，想把疹子祛除，反而致使疹子越来越多，甚至沿抓痕呈线状排列或密集成片。因为疹子中有大量活跃的病毒，当搔抓局部时，疹子表面和正常皮肤就可产生轻微的破损，这时病毒很容易被接种到正常皮肤上而产生新的疣体。

六、如何预防疣的发生?

预防疣的主要措施是避免接触致病病毒,已经患病者应避免疣体在自身扩散。

(1)体力劳动或容易受伤的工作人群,应注意在劳动中保护自己,防止外伤及皮肤破损。避免直接接触他人的疣体。

(2)保持良好的生活习惯,避免和他人共用毛巾、浴巾、刮胡刀、拖鞋等个人物品。

(3)保持双脚的清洁干爽,每天更换鞋子和袜子。尽量选择吸汗较好的袜子,少穿不透气的鞋子。

(4)避免光脚在游泳池周围、公共浴室等潮湿的地面行走。

(5)用手触摸自身长疣的皮肤后需彻底清洗,避免直接触碰身体其他部位。

(6)不要咬指甲或甲周围的皮肤,以免引起破损导致扩散。

(罗美俊子)

第四节　无处不在的真菌性皮肤病

不健康的皮肤就如同一篇肥沃的土壤,是真菌的其他致病菌的温床,你是不是头皮屑多,"飘雪纷飞"?你是不是隐私部瘙痒难耐？你是不是手足粗糙、脱屑，甚至渗液、糜烂？这些都是真菌惹的祸，今天笔者就和大家细细道来。

小孩子头皮瘙痒，有许多灰白色的鳞屑，或者有大量黄色黏腻的痂，是头发没有洗干净吗？那你就太断章取义了，可能你是得了"头癣"。

一、头屑增多，时而黄色时而白色，这是什么癣？

这个统称为头癣，是真菌感染头皮、毛发所致的疾病，多见于儿童，病程慢性，传染性强，根据致病菌不同机形态的差异，分为黄癣、白癣、黑点癣、脓癣。前二者中医称为"白秃疮""肥疮"。中医学认为，本病由于先天不足，又接触感染外界不洁及风湿热邪之物导致。现代医学认为，头癣由感染毛癣菌属、小孢子菌属所致。白癣由铁锈色小孢子菌、犬小孢子菌和石膏样小孢子菌等所致，而黄癣由许兰毛癣菌感染引起。

白癣，即"白秃疮"，多见于学龄前儿童，男孩多于女孩。特征是在头皮有圆形或不规则的覆盖灰白鳞屑的斑片。病损区毛发干枯，大部分折断，残留的毛发根部包裹灰白色鳞屑。一般无明显不适感，偶有瘙痒，青春期可自愈，秃发能再生，不遗留瘢痕。

黄癣，即"肥疮"，俗称"黄癞"，多为儿童期感染，成年后病情趋向好转。近些年由于生活及医疗水平的提升，本病已较少见。皮损多从头顶部开始、渐及四周甚至全部头皮。其特征是：有蜡黄色、黏腻的黄癣痂堆积，边缘翘起中央紧着头皮，形成一个碟子状，其上可见干枯、易折断的毛发，黄痂下是潮红的糜烂面。有时兼有细菌感染，则可闻到特殊的鼠尿味。病情严重、未及时治疗可形成瘢痕，造成局部永久脱发。

二、隐私部瘙痒难耐，身上一圈圈的斑是什么？

股癣好发于腹股沟部位（及大腿根部内侧），也常见于臀部，单双侧均有可能发生。基本皮损与体癣相同。皮损初起为红色皮疹、丘疱疹或小水疱，继而形成有鳞屑的红色斑片，界限清晰，边缘不断向外扩张，中间趋于消退，遗留淡褐色色素沉着，形成环状或多环状斑，并且边缘常有丘疹、丘疱疹或水疱。接触宠物、家畜、家禽导致的股癣红斑、丘疹等炎症反应更明显。由于股癣出现部位透气性差、潮湿、易摩擦，常使局部炎症明显，患者往往自觉瘙痒难忍，反复搔抓患处，可能引起局部渗液、红斑、丘疹等类似湿疹样改变，日久易形成局部皮肤肥厚。

体癣好发于面、颈、躯干等部位。本病多是慢性，往往夏季加重，冬季可自行缓解。可发生于任何年龄段，但以青壮年多见。初起为红斑、丘疹、水疱等形态，之后伴有脱屑，常呈环状，中央则平坦脱屑或有色素沉着，严重者可互相融合重叠，有时甚至泛发至全身，尤其是一些患有免疫缺陷病或应用免疫抑制药、激素药物、抗肿瘤药的患者。

三、手足脱屑、粗糙，甚至渗液、糜烂？

手足癣是一种手足出现水疱、角质增厚、脱屑、浸渍糜烂的浅部真菌感染性疾病。往往是先单侧发生，数周或数月后感染到对侧。足癣多累及双侧，往往由一侧传播至对侧，常由足癣感染到手部而引起手癣，常见于单侧。足癣的皮肤损害有一特点，即边界清楚，可逐渐向外扩展。因病情发展或搔抓，可出现脓疱、糜烂、渗液，甚或细菌感染等。中医认为本病是由居住环境潮湿、喜食肥腻辛辣食物，湿、热、虫、毒外侵皮肤所致。西医认为本病是由于皮肤浅部真菌感染引起，致病菌主要有红色毛癣菌、须癣毛癣菌和絮状表皮癣菌，此外，本病会因接触而传染，如共用面盆、脚盆、毛巾、拖鞋及澡盆等，会导致其迅速传播。手足癣根据临床表现的不同可分为四型：浸渍糜烂型、水疱型、丘疹鳞屑型、角化过度型。

四、身上白一块黑一块，不会是白癜风吧？

花斑癣俗称汗斑，是由马拉色菌累及皮肤角质层所致的慢性表浅真菌感染。病变多发生在前胸、肩背、腋窝等皮脂腺分泌旺盛的部位，皮损呈现逐渐发展的过程，从点状斑疹逐渐增大到指甲大小，最后可相互融合成片状。具有冬轻夏重的特点。中医认为本病由于感受暑湿侵袭皮肤，以致气血凝滞而成。西医认为本病是因为马拉色菌感染所致，还受环境、个体素质等因素的影响，并且具有一定的遗传易感性。

五、这么多癣，应该要如何治疗呢？

1. 西医治疗

（1）系统药物治疗，选择抗真菌药物口服，但是在治疗前及治疗过程中定期监测肝肾功能和血常规。

（2）外治：根据不同致病菌选择抗真菌药物外涂，将所有使用过的毛巾、枕头、梳子等生活用品煮沸消毒。

2. 中医治疗

中医认为本病多为风、湿、热、毒相关，故需辩证论治，选择适合药物。

六、预防与调摄

（1）加强癣病基本知识的宣传，对预防和治疗要有正确的认识。

（2）注意个人、家庭、集体卫生，对托儿所、幼儿园、学校、理发店、浴室、旅店等公共场所要加强卫生管理。

（3）要早发现、早诊断、早治疗，并坚持治疗以巩固疗效。

（4）对患癣病的动物也要及时处理，以消除感染源。

（5）患者使用过的毛巾、被子、枕巾、梳子等生活用品及理发工具要煮沸消毒。

（6）多吃新鲜蔬菜，不吃辛热刺激类食物，如桂皮、辣椒、胡椒等。尽量不饮酒、咖啡等，少吃甜食，限制脂肪含量高及油炸类食物，以免皮脂分泌增多而加重病情。

（罗美俊子）

第五节　细菌性皮肤病的秘密花园

一、疖、疖病和痈

你是不是时常在毛囊周围会长出一些小红疙瘩，用手按压会感到疼痛，小疙瘩顶上还会冒出白色脓头，用手将脓液挤出，一段时间之后就结痂愈合了，可是几天后，其他地方又会长出这些小红疙瘩，各种药膏涂涂抹抹还是不能根治，让人烦不胜烦。这到底是什么病呢？

1.什么是疖、疖病和痈

疖是一种急性化脓性毛囊及毛囊周围感染，好发于头面部、颈部、臀部，多发及反复发作者称为疖病，由金黄色葡萄球菌感染使相邻近的多个毛囊深部发生感染，引起的聚集性疖肿叫痈（图2-3）。

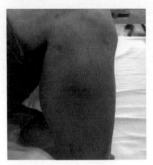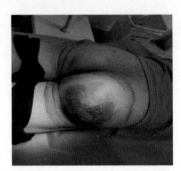

图2-3 疖

2. 致病原因是什么?

中医认为疖及疖病主要病因是湿热内蕴，外感风热邪毒或暑湿之邪，或因阴虚内热，脾虚失司，或过食膏粱厚味，使邪毒湿浊留阻肌肤，郁结不散，致营卫失和，气血凝滞，经络壅遏，化火成毒，则发为痈。

疖及疖病的主要致病菌为金黄色葡萄球菌，其次是白色葡萄球菌，皮肤破损及皮脂分泌过多均可引起细菌的侵入及繁殖，疖病患者的鼻腔及肛周常带有葡萄球菌，这也是作为其感染复发的来源。痈主要致病菌为金黄色葡萄球菌，也可由其他特殊感染引起，抵抗力低下者通常容易发生。

3. 这些情况会让你更易成为应"疖"生

（1）长期处于高温，潮湿闷热环境下，出汗较多。

（2）习惯搔抓皮肤，不良的卫生习惯。

（3）不良饮食生活习惯，如长期饮酒，油腻饮食，熬夜等。

（4）皮肤屏障遭到破坏者。

（5）患有其他疾病，抵抗力下降者，如糖尿病、贫血、长期使用糖皮质激素。

4. 疖、疖病、痈的临床表现

疖：初起为毛囊炎性丘疹，后增大成红色硬结，疼痛及压痛，2~3 天后，结节化脓坏死形成脓肿，中心坏死的脓栓破溃后，脓液、脓栓和坏死组织排出，肿胀逐渐消退，1~2周后结痂愈合，全身症状常不显著。疖病即为多发且反复发作，迁延不愈的疖。

痈：初起为炎性弥漫性浸润硬块，表面呈紫红色，紧张发亮，5~7 天后组织化脓及坏死，其上出现多个脓点，脓液从毛囊口排出，形成蜂窝状脓头，有时坏死组织全部脱落，形成深在性溃疡，后随着肉芽组织生长，溃疡愈合。本病常伴有搏动性疼痛及发热、恶寒、头痛、食欲不振等全身症状，当局部组织化脓坏死停止之后，全身症状也随之减轻，严重者可继发败血症甚至死亡。

5. 如何治疗

疖及疖病的治疗：一般疖不需要特殊治疗即可自愈。如果病情较重，可以局部用药，没有化脓时，可用 3% 碘酊、10% 鱼石脂软膏或百多邦外涂，亦可用蒲公英、紫花地丁、马齿苋等洗净捣碎后敷于患处，1~2 次 / 天。已化脓者，可行切开排脓。面部疖肿应使用抗生素，局部热敷，切忌挤压针刺。全身症状明显者，可使用磺胺类抗生素，如氟氯西林钠。

中医：未化脓时，以清热解毒为主，可用荆防败毒汤、五味消毒饮、黄连解毒汤等，当脓已成，可用托里透脓汤。

痈的治疗：与疖的治疗相类似，局部可用 50% 硫酸镁溶液或 75% 乙醇湿敷，根据医生建议选择敏感度高的抗生素规律疗程治疗，疼痛剧烈者，可选用布洛芬等非处方止痛药，对病变范围大，疾病不断进展者，应行切开排脓。

中医：初起，清热解毒，可用黄连解毒汤加减；脓成，以清热解毒，托里透脓为主，可用连翘、金银花、栀子、穿山甲、皂角刺等；脓成未溃，或因气血虚弱，不能化毒成脓，应补气托毒排脓，可加用补气药黄芪、党参。

6. 关于那些"我们不知道的事"

（1）脓头可以用手挤掉吗？

发生于面部，尤其是鼻部及上唇的疖（面部三角区），因面部有丰富的淋巴管及血管网和颅内血管相通，故细菌可以沿血上行，引起海绵窦血栓性静脉炎、脑脓肿等。身体其他部位的疖也不建议自己用手挤掉，若无法保证无菌操作，很容易造成感染加重，进而引发脓毒血症、败血症等。因此，长疖了不但不能自己挤掉，还要避免挤压。

（2）这个病会传染吗？

无论是疖、疖病还是痈，归根到底都是与细菌感染有关，会有一定概率传染给与患者密切接触者，因此，患者应使用专门的枕头、毛巾和浴巾，避免与他人共用。

7. 如何做好预防

（1）及时清洁皮肤破损及伤口。

（2）定期清洁皮肤，勤换衣，做好个人卫生。

（3）规律健康饮食，避免熬夜，积极锻炼，提高抵抗力。

（4）积极治疗痤疮、湿疹、糖尿病。

（黄　盼）

二、"红萝卜"丹毒

1. 什么是丹毒？

丹毒是一种急性炎症性皮肤病，又称网状淋巴管炎，是乙型溶血性链球菌侵犯破损皮肤或黏膜网状淋巴管，并向邻近组织扩散所致。发病急骤，好发于小腿和颜面部，当皮疹消退时，局部可遗留轻度的色素沉着和脱屑，可反复发作（图 2-4）。

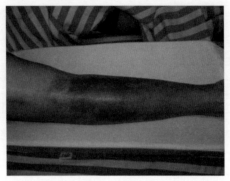

图 2-4　丹毒

2. 发生丹毒的原因

中医认为本病是由于素体有热，外受火毒，郁于肌肤而发，发于头面者，兼有风热，发于躯干者，兼有肝火、发于下肢者，兼有湿热，发于新生儿者，多由胎热火毒所致。

西医认为本病是由细菌感染引起，主要致病菌为乙型溶血性链球菌，在一些诱因的作用下，如足癣和鼻炎，使细菌通过破损皮肤或潜在感染灶沿网状淋巴管感染邻近组织。营养不良、酗酒、丙球蛋白缺陷、肾性水肿亦为本病促发因素。

3. 丹毒的临床表现

先有恶寒、发热、头痛、恶心、呕吐等症状，继而在患处出现边界清楚的水肿性红斑，表面热痛，迅速向四周扩大，病情严重者，患处可有瘀斑、水疱甚至局部组织坏死，若病情反复发作，皮肤淋巴管受阻，可使下肢肿胀，并伴有皮肤变粗,增厚变硬,又称象皮腿。

4. 哪些人容易得丹毒?

(1)乙型溶血性链球菌感染者。

(2)有相关皮肤病者,如手足癣、皮肤溃疡、慢性湿疹等。

(3)免疫力低下者,如患有各种慢性病(糖尿病、高血压、各种肿瘤放化疗后)、营养不良等。

(4)不良生活习惯者,如嗜酒、长期吸烟等。

(5)肥胖、下肢静脉曲张者。

5. 患上丹毒该如若治疗?

(1)卧床休息,抬高下肢。

(2)中医治疗

内治:医者可根据患者不同的表现,以清热解毒为法,辨病辩证,发于头面部,可疏风清热解毒,用普济消毒饮加减应用;发于下肢,可清热利湿解毒,用五神汤合萆薢渗湿汤加减应用;发于新生儿,可凉血清热解毒,用犀角地黄汤合黄连解毒汤加减应用。

外治:可用金黄散加麻油调制外敷,皮肤坏死者,可用硼贝九华膏去腐生肌。

其他疗法:患处消毒后,可用三棱针叩刺皮肤,配合拔罐,放血泻毒。

(3)西医治疗

①首选青霉素抗感染,若青霉素过敏,可选用大环内

酯类。

②对乙酰氨基酚等退热。

③局部用硫酸镁、呋喃西林溶液湿敷，夫西地酸乳膏，百多邦等外涂。

④若局部化脓，需切开排脓及清创。

6. 如何预防丹毒

（1）积极治疗手足癣、鼻炎、慢性湿疹、下肢静脉曲张、肿瘤等原发病。

（2）避免外伤，有皮肤破损，应及时清洁伤口，预防感染。

（3）戒烟戒酒，控制血糖。

（4）积极锻炼，健康饮食，规律作息，提高抵抗力。

（黄　盼）

三、"黄水嗒嗒"的脓疱疮

1. 什么是脓疱疮？

脓疱疮是一种化脓球菌感染的浅表传染性皮肤病，临床表现为多发于颜面及四肢暴露部位的丘疹、水疱、脓疱，疱壁易破结痂，自觉瘙痒，常发生于夏秋季节或闷热潮湿的天气，易在儿童间发生流行（图2-5）。

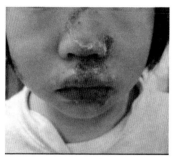

图 2-5 脓疱疮

2. 根据临床症状，脓疱疮可以分为两型

（1）大疱性脓疱疮：由金黄色葡萄球菌感染所致，初起为散在水疱，周围无明显红晕，1~2 天水疱内黄色内容物由清澈变浑浊，积于水疱底部，形成半月脓，也是脓疱疮的特征之一。疱壁薄松弛易破，露出糜烂面，干燥后结成黄痂，本型好发于面部、四肢等暴露部位，除瘙痒外，一般没有其他自觉症状。

（2）非大疱性脓疱疮：由溶血性链球菌或和金黄色葡萄球菌共同感染所致，本型的临床表现为在红斑的基础上发生水疱，迅速转变为脓疱，周围有红晕，脓疱破溃后，脓液结成黄色蜜痂，干燥后脱落。好发于颜面、口周、鼻孔、耳郭、四肢等暴露部位。自觉瘙痒，重症患者常并发淋巴结炎等其他症状。

3. 引起脓疱疮的原因有哪些？

中医认为本病由于夏、秋季节，湿热交蒸，暑湿热毒客于肌肤，以致气机不畅、汗液疏泄障碍，湿热毒邪壅遏，熏蒸肌肤而成。

西医认为本病主要致病菌主要为金黄色葡萄球菌，其次是溶血性链球菌，少数为白色葡萄球菌，当外界环境潮热，汗出过多及皮肤屏障功能被破坏时，更利于细菌感染、繁殖。

4. 脓疱疮的治疗

中医以清暑利湿为原则，实证以驱邪为主，虚证以健脾为主。外治法以解毒、收敛、燥湿。在辩证论治指导下，辨为暑湿热蕴证者，治以清暑解毒利湿，方选清暑汤加减，常用药物：连翘、天花粉、赤芍、金银花、滑石、车前草、泽泻、甘草等。辨为脾虚湿滞证者，治以健脾除湿，兼清余毒，方选参苓白术散加减，常用药物：白扁豆、白术、茯苓、桔梗、莲子、人参、砂仁、山药、薏苡仁等。

中医外治法：可用5%硫黄软膏外涂，1~2次/天，或将黄连、黄柏、黄芩适量磨成细粉，用麻油调制，局部外敷，1次/天，或用紫草9 g、黄连6 g、地丁15 g、刺蒺藜9 g、白鲜皮9 g、僵蚕15 g、防风15 g、大黄9 g清水浸20分钟文火煮沸，去渣后加400 mL菜油混匀，用无菌针将疱刺破，排出脓液后，外涂紫草油，2~3次/天。

西医治疗：用消毒针刺破脓疱及水疱，用干净棉球吸出疱液，避免让疱液接触到正常皮肤，可外用硫黄炉甘石洗剂、1%新霉素软膏、莫匹罗星软膏或夫西地酸乳膏等。对于皮损广泛、症状严重者，可根据医师指导下口服或静滴抗生素。

5. 关于脓疱疮的二三问

（1）这个脓疱疮在脸上又是流黄水，又是结痂，不会留疤吗？

脓疱疮的发病部位比较表浅，脓液干涸结痂6~10天会自然脱落，愈合了一般是不留瘢痕的。（当然如果不做好预防措施，继发其他感染的话，加深创面就有可能留下瘢痕）

（2）脓疱疮会传染吗？

脓疱疮作为一种化脓球菌感染的皮肤病，是有传染性的，一般通过接触传播，细菌通过破损处进入皮肤从而感染，小孩子抵抗力比较低，因此易于在儿童间流行。所以脓疱病患者要注意隔离。同时，由于有瘙痒症状，患者在搔抓时，也容易自体接种。

（3）脓疱疮只是浅表皮肤感染，那是不是不严重？

研究证明，由部分链球菌感染者可继发急性肾炎，发病前常有咽痛等症状，抵抗力下降者，可继发深部组织感染如蜂窝织炎及其他并发症。因此，患者应及时就医治疗，控制感染，预防并发症。

6. 预防和治疗

（1）注意个人卫生，勤洗手，幼儿园应当在夏季尽早防范及检查。

（2）避免接触患者，患者使用物品及居住环境要清洁消毒。

（3）闷热潮湿天气，可浴后外用痱子粉，保持皮肤清洁干燥。

（4）病变处避免水洗，避免搔抓，以免病情加重及传播。

（5）清淡饮食，忌油腻、辛辣。

（黄　盼）

第六节　有"隧道"的疥疮

一、什么是疥疮？

疥疮是一种由人型疥螨（俗称疥虫）寄生在人体皮肤所引起的传染性皮肤病。其特点为皮肤薄嫩皱褶部位出现丘疹、丘疱疹及水疱，瘙痒剧烈，夜间尤为剧烈，皮损处可找到疥虫，易在同宿者中流行。

二、那么为什么会得疥疮呢？

疥疮是由于直接或间接接触疥螨患者，传染疥虫所致。疥螨是一种表皮内寄生虫，其在皮肤角质层形成隧道，在内产卵，形成机械刺激、分泌的毒液及排泄物刺激皮肤引起变态反应、虫卵形成异物反应等，均可产生皮肤瘙痒，出现皮疹（图2-6）。

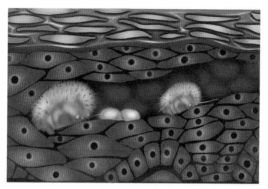

图 2-6　疥虫

三、它有哪些临床表现及特殊类型？

本病传染性强，常为集体感染或家庭当中数人同病。皮损好发于人体皮肤薄嫩和皱褶部位，如指缝、腕屈侧、前臂、肘窝、腋窝、女性乳房下、下腹部、脐周、腹股沟大腿内侧、外生殖器等部位，以手指缝最为重要，一般不累及头面，婴幼儿患者可累及头面。免疫功能低下及婴幼儿皮损可累及颜面、头皮、掌跖部，甚至遍及全身。常对称发生，主要表现为针头大小丘疹、丘疱疹、小水疱、隧道、结节和结痂。隧道和结节为疥疮特异性皮损表现，常见于指缝当中，长约 0.5 mm，轻度隆起，呈淡灰色或皮色，弯曲，末端有小丘疹或水疱，常为疥虫隐藏之处。疥疮结节多呈暗红色或皮色，常见于阴囊、阴茎等处，可在疥疮治愈后仍持续有在数周或数月。自觉痛痒剧烈，遇热或夜间尤为明显，常影响睡眠（图 2-7）。

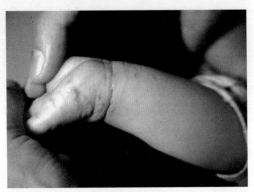

图 2-7　疥疮

对于部分长期卧床、营养不良、身体虚弱、有精神障碍或免疫抑制等特殊人群，可发生一种严重的疥疮，皮损常遍及全身，传染性极强。患者可出现明显的结痂和脱屑，可累及颜面及头皮，毛发干枯脱落，指（趾）甲增厚变形，痂皮中有大量疥螨，并伴有特殊的臭味，称为结痂性疥疮，又称挪威疥。

四、我们应如何治疗疥疮?

疥疮的治疗需要严格遵行周期性、阶段性杀螨治疗。

（1）首选 10% 硫黄软膏（婴幼儿用 5%），先用热水和肥皂洗后，从颈部开始以下（婴幼儿应包括头、面部），全身覆盖涂抹药物，1~2 次 / 天，连续 3~4 天一疗程，疗程结束后可用中药泡澡。如症状未完全消失，应继续治疗一个疗程，直至痊愈。

（2）阴囊、外阴处疥疮结节难以消除，可外用或皮损内注射糖皮质激素，也可液氮冷冻或手术切除结节。

（3）瘙痒剧烈者，可口服抗组胺药物。

（4）也可使用纯中药治疗，中药外洗：艾叶、花椒、千里光、地肤子、明矾、苦参、大黄、藿香各 30 g。每天 1 剂，煎水待温。沐浴后，用煎煮的中药温水反复外洗全身，重点部位多洗，连续 4 天为 1 疗程，每天及时消毒衣物。观察 1 周，未愈者可行第 2 疗程治疗。

五、关于疥疮的误区

1. 容易复发

一般来说，疥疮复发最常出现于治疗后 3 个月内，随着时间的延长，患者传染性降低，复发的可能性亦降低。患者经治疗后 6 个月不复发，就算临床治愈了。如果治疗后一年不复发，那么以后复发的可能性极小，传染的可能性也极小。因此，在治疗后的第 3 个月期间患者要随时去医院检测病情，合理用药，不要盲目地换药。

2. 不能生育

疗疮彻底治愈后无传染性，不影响怀孕和生育。患者经正规治疗后，如果症状消失，一年后不复发，即可考虑结婚、生育。

3. 性伴是否一定会被传染上疗疮？

研究证明实际大于 40% 的患者配偶同患疗疮，这表明疗疮主要是通过性关系传染的，但也有相当部分的患者的配偶或性伴并未发生皮损，这可能与受染者的免疫状况有关。疗疮患者的 1 次性接触感染率高达 60%，好发于性生活易破损的部位。但是临床上不是所有的接触者都发生疗疮，这可能与接触的病毒数量和患者病期有关。

六、如何预防疗疮的发生？

（1）注意个人卫生，勤洗澡，勤换衣服，被褥常洗晒。

（2）发现患者及时隔离治疗，家中及集体生活中的患者应同时治疗，以杜绝传染源。患者衣物、被褥需煮沸消毒或暴晒，以杀灭疥虫及虫卵。

（3）加强卫生宣传，对公共浴池、旅馆、车船上等公用衣被应定期清洗消毒。

（黄　盼）

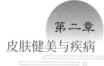

第七节　毛虫皮炎

一、什么是毛虫皮炎？

毛虫皮炎是毛虫的毒毛或毒刺进入皮肤后，其毒液引起的瘙痒行、炎症性皮肤病。

二、那么为什么会得毛虫皮炎呢？

（1）中医认为本病因毒毛刺伤体肤，虫毒进犯肌肤，与正气相搏，郁蒸肌肤所致。

（2）西医认为致病虫体表面的毒毛和刺毛，内含激肽、脂酶及其他多肽、斑蝥素等，当毒毛尖端刺伤皮肤，毒液释放，于数分钟至数小时内即可引起皮炎及剧痒。

三、它有哪些临床表现及特殊类型？

好发于夏、秋季节（6~10月），特别是天气炎热、干旱及刮风，有利于毒毛的散播，人们接触毒毛的机会更多，常成批发病。

皮损多发于颈、肩、上胸、上背、上肢屈侧等暴露部位，而腰及腹部则少见。表现为绿豆至黄豆大小的水肿性丘疹或风团，色淡红或鲜红，有的皮疹中可见一小黑点或小水疱，此即毒毛刺入之处。每个部位皮疹数个至十几个，疏散分布。如皮疹数目较多，毒毛群集，可见大片红斑风团。由于剧痒搔抓。可使水疱破溃，形成糜烂。若毒毛附着于眼睑，因揉搓进入眼内可引起结膜炎及角膜炎，不及时处理可导致失明。毒毛侵入鼻腔或吸入，可引起支气管炎、哮喘等。自觉剧烈痛痒。一般毒毛接触皮肤后，数小时内出现皮肤瘙痒。病程有自限性一般1周左右。

四、我们应如何治疗毛虫皮炎？

1. 西医

（1）应尽早地用透明胶粘去皮疹上的毒毛，及时用碱性溶液或肥皂水冲洗接触部位。

（2）局部外用炉甘石洗剂。

（3）皮损泛发、瘙痒剧烈者，可内服抗组胺药物；全身症状明显者，可口服糖皮质激素药物；伴随关节症状者，给予抗炎镇痛等治疗。

2. 中医

（1）刺毛刚侵入皮肤时，可用伤湿止痛膏一类粘贴于患处，并立即取下，多次反复操作，可将伸入皮内的部分刺毛带出。或用豆豉、麻油捣烂敷痛痒处，敷药不久后，刺毛即可看到，应迅速取出，并把豆豉擦去，以白及粉清洗刺伤处。或用甘草水湿敷外洗患处，或以乌贼骨研磨麻油，或鲜马齿苋捣烂调敷患处。瘙痒剧烈或红肿明显者外用炉甘石洗剂或三黄洗剂。

（2）内服中药：本病一般无须内服中药治疗。若皮疹泛发、瘙痒剧烈，可内服清热解毒，除湿止痒的中药治疗。常用五味消毒饮加减：金银花 15 g、蒲公英 20 g、野菊花 10 g、紫花地丁 10 g、紫背天葵 10 g、徐长卿 10 g、牡丹皮 10 g、紫草 10 g、白鲜皮 15 g、土茯苓 20 g、薄荷 10 g。

（3）内服中成药：①复方青黛胶囊：清热解毒，消斑化瘀，祛风止痒。适用于虫毒蕴肤证。②连翘败毒丸：清热解毒，散风散肿。适用于皮疹日久，湿热虫毒蕴肤。成人用法：1 次 1 袋，温水冲服，每天 2 次。

（3）外治法：外治法可用季德胜蛇药片碾碎外涂患处，或中药外洗：黄芩 30 g、金银花 30 g、黄柏 20 g、大黄 10 g、地肤子 30 g、赤芍 30 g。剧烈瘙痒者可外用清凉油，有眼疾者可使用茵栀黄眼药水。

五、关于毛虫皮炎的误区

1. 毛虫皮炎会传染

毛虫皮炎是由于原发性刺激引起，一般不传染，除非相互之间接触引起毒液的间接传播

2.毛虫皮炎是小问题，可以自愈

对于轻症患者，发病面积局限，部分可自愈，但是对于特殊部位患者，如眼睛受累，必须及时处理，否则可能致盲。对于特殊体质患者，必要时系统用药以防超敏反应引起过敏性休克。

六、如何预防毛虫皮炎的发生？

1.关键是消灭成虫及幼虫。

2.发病季节注意预防皮肤接触毒毛。不要在树下纳凉、晒衣，在林区工作必须穿戴防护衣帽、风镜和口罩。

3.皮损局部避免反复搔抓和热水烫洗。

（黄　盼）

第八节　"硫酸飞舞"的隐翅虫皮炎

一、什么是隐翅虫皮炎？

隐翅虫皮炎（paederus dermatitis）是人体皮肤接触隐翅虫体内毒液引起的急性炎症性皮肤病。其皮损特点是接触部位出现点簇状、线状或片状红肿，上有密集丘疹、水疱或脓疱；自觉瘙痒、灼热、疼痛。好发于夏、秋季节，多见于面颈部、四肢、躯干等暴露部位（图2-8）。

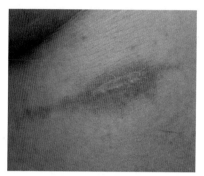

图 2-8　隐翅虫皮炎

二、为什么会得隐翅虫皮炎呢？

1. 中医

病多因起居不慎，外感蠼螋虫毒，虫毒湿热互搏，蕴郁肌肤所致。

2. 西医

隐翅虫停留于人体皮肤，被拍打或压碎后，其体内的强酸性（pH：1~2）毒液导致发病。

三、隐翅虫有什么特性？

隐翅虫（图2-9）属昆虫纲，鞘翅目，有很多种，其中毒隐翅虫属可引起皮炎。虫体长 0.6~0.8 cm，头黑色，胸橘黄色，有一对膜翅，附尾剩 2 个。全身披有小毛，有足 3 对。此虫栖居于草木间或石下，昼伏夜出，有向光性，夜间常围绕日光灯飞翔。若停于人体皮肤上被打破或压碎后，虫体生殖器内含有一种强碱性（pH：1 ~ 2）毒素流出，触及皮肤，可于数小时到 1~2 天引起皮炎。

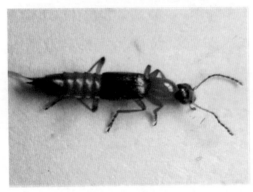

图 2-9　隐翅虫

四、隐翅虫皮炎有哪些临床表现？

本病多见于夏、秋季节雨后闷热天气。皮损好发面部、颈部、四肢及躯干等暴露部位。主要表现为接触虫毒数小时到 1~2 天后，接触部位出现点簇状、线状或片状红斑，略水肿，上有密集丘疹、水疱或脓疱。若发生于眼睑及外阴部位则肿胀明显；严重者可伴发热、头晕，局部肿痛。自觉局部瘙痒或灼热疼痛，重者可出现剧痛。本病病程约 1 周。愈后留有暂时性色素沉着。

五、我们应如何治疗隐翅虫皮炎？

1. 西医

（1）外治法：局部治疗用肥皂水冲洗，局部使用糖皮质激素软膏或炉甘石洗剂。若有局部糜烂渗出者，可选择 1∶5000~1∶80 000 高锰酸钾溶液、生理盐水或 0.1% 依沙吖啶溶液或 5% 碳酸氢钠溶液等冷湿敷，待渗出减少后改用氧化锌糊剂，若有脓疱者，可涂用 2% 龙胆紫或使用 10% 鱼石脂糊剂。合并感染者可选用夫西地酸软膏、莫匹罗星软膏等。眼睑、外阴受累者可选用可的松眼药水。

（2）症状严重者可口服抗组胺药或短期服用糖皮质激素。

（3）He-Ne 激光。

2. 中医

（1）内服中药：对禀赋不耐，泛发全身者，可使用双花解毒汤加减：金银花 15 g、连翘 15 g、地肤子 10 g、草河车 20 g、生地 30 g、土茯苓 30 g、甘草 10 g、赤芍 10 g、蜈蚣 2 条、蝉蜕 6 g、黄芪 15 g。

（2）内服中成药：①栀子金花丸：清热泻火，凉血解

毒。适用于症状轻者。②连翘败毒丸：清热解毒，散风消
肿。适用于症状轻者。

（3）外治法：①三黄洗剂或黄连素软膏外搽，每日2~
3次。②复方紫草油：清热凉血，解毒止痛。紫草、忍冬
藤、白芷、香油等。适量外涂患处，每天3次。③炉甘石洗
剂外搽，或用季德胜蛇药片捣碎调水外涂。④鲜马齿苋捣烂
外敷、新鲜凤尾草20 g捣烂，用麻油调和，敷于患处；以醋
将云南白药调成糊状外敷。

六、关于隐翅虫皮炎的误区

1. 只要被隐翅虫叮咬就会出现隐翅虫皮炎吗？

有人认为只要被隐翅虫叮咬就会患隐翅性皮炎，其实
不然。隐翅性皮炎是由隐翅虫体液中的毒素与人体皮肤接触
引起的。由于隐翅虫体液中含有强酸性毒液，如果看到皮
肤上有隐翅虫，直接拍死，就可能出现条状或者斑状的红
肿，导致患隐翅虫皮炎。因此患者应该避免在躯体上拍打
虫体。

2. 为什么皮肤总是感觉到一阵阵的刺疼呢？

因为隐翅虫的虫体带强酸，接触到皮肤以后，强酸会
腐蚀皮肤，所以会出现一阵阵的刺疼，类似于化学试剂烧伤
反应。

七、如何预防隐翅虫皮炎的发生?

（1）注意环境卫生，清除住宅周围的垃圾、杂草。

（2）安装纱窗，防止隐翅虫侵入，隐翅虫有向光性，睡眠时应配备蚊帐，室内熄灭灯光。

（3）如遇虫落在皮肤上，轻轻拨或吹去即可，不要在皮肤上拍打虫体。尽量减少昆虫接触皮肤后毒素的释放。

（4）虫体停留过的皮肤切忌搔抓，应以清水或肥皂水清洗。

（黄　盼）

第九节　虫咬皮炎

夏季温度升高、天气炎热，人们穿着清凉导致皮肤暴露面积增大，因而容易受到各种虫类叮咬，从而出现虫咬性皮炎。

一、到底什么是虫咬皮炎?

虫咬皮炎（insect bitedermatitis）可由螨虫、蚊、蠓、臭虫、跳蚤、蜂、蜱等昆虫叮咬或毒汁刺激引起其共同特点是皮损处可见针尖大小咬痕，自觉瘙痒，严重程度与昆虫种类、数量和患者敏感性相关循证医学研究认为传统上的"丘疹样荨麻疹"就是节肢动物叮咬后发生的局部皮肤过敏和炎症反应从病因学上应属于虫咬皮炎。损伤的皮肤易继发细菌等感染。

二、那么为什么会得虫咬皮炎呢?

1. 中医

本病因腠理不固,毒虫叮咬,湿热毒邪乘隙袭入,蕴结肌肤所致。

2. 西医

大多数病例的发生与昆虫叮咬有关,常见的如跳蚤、虱子、螨、蚊、臭虫、蠓虫等叮咬后发生的一种过敏反应。以春、夏、秋季多见,由于昆虫种类的不同和机体反应性的差异,可引起叮咬处不同的皮肤反应。昆虫叮咬时注入皮肤的唾液可能是致敏原。多次叮咬可产生耐受而出现脱敏现象。故本病可随着年龄的增长而逐渐减轻。

三、它有哪些临床表现?

本病常见于婴幼儿及儿童,也可见于成人。以夏、秋季节最多见。好发于腰臀部和四肢伸面。基本损害为纺锤形鲜红色风团样损害,皮损的长轴多与皮纹平行,其中央常有小水疱,有的出现伪足。常成批发生,数目不定,多群集或条纹状分布，较少融合，红斑和水肿常在短期内消退，留有坚实性丘疹。有的在水肿性红斑的基础上很快出现大疱，张力高，呈半球形，周围无红晕。此种皮损多见于婴幼儿，剧痒。经搔抓后表皮剥脱或水疱抓破形成结痂。皮疹逐渐消退，留有短暂浅褐色色素沉着。病程一般 7~10 天，可因继发感染而病程迁延。常新旧皮损同时存在。

四、我们应如何治疗虫咬皮炎？

1. 西医

症状轻者，可外涂炉甘石洗剂、2% 樟脑乙醇等，较严重者外涂糖皮质激素类药膏；瘙痒剧烈者，可口服抗组胺药；皮疹泛发、瘙痒严重者可短期口服或注射糖皮质激素；有继发感染者应及时给予抗感染药物。

2. 中医

（1）内服中药：涉及中药，当然就需要辩证论治。具体辩证用药建议于皮肤科诊治。

（2）内服中成药：①消风止痒颗粒：适用于皮疹初起，风热虫毒袭肤。成人用法：2 袋 1 次，温水冲服，每天 3 次。②连翘败毒丸：适用于皮疹日久，湿热虫毒蕴肤。成人用法：1 袋 1 次，温水冲服，每天 2 次。

（3）外治法：①初起红斑、丘疹、风团等皮损，可选用三黄洗剂敷洗患处。②红肿痒痛剧烈者，可用季德胜蛇药片或片仔癀研末，水调敷于患处。③水疱破溃红肿糜烂，可用马齿苋煎剂湿敷，再用青黛散油剂涂抹。

五、关于虫咬皮炎的误区

1. 用衣服摩擦被蚊虫叮咬的地方

很多家长在孩子出现瘙痒症状的时候，都会选择用衣服帮孩子摩擦患处，觉得这样是一种操作简单又能止痒的方法，实际上这种方法是非常不科学的，因为用衣服摩擦患处，不仅会对皮肤产生刺激，还会加重虫咬皮炎的症状。

2. 偏方治疗

许多家长由于医学意识的欠缺，以及对该病重视程度的不足，往往会选择从网上搜寻偏方帮助来治病。网络上比较常见的偏方包括在患处涂抹酱油、香油以及蜂蜜等来帮助缓解虫咬性皮炎，但以上偏方没有任何医学依据。操作不当的话，不仅不能起到治病的效果，还可能引发一系列的并发症。

3. 用热水湿敷患处来缓解虫咬皮炎

这种方法也是治疗的一大误区，根据临床研究发现，用热水湿敷患处会使患者的皮肤释放出更多的过敏性物质，除此之外，热水的温度非常高，还会破坏患者的皮肤表层，使瘙痒的症状更加严重。

六、如何预防虫咬皮炎的发生？

（1）应消灭病原虫。粮仓、货栈应经常通风，保持干燥。有患鼠处应进行灭鼠。家用草席和谷草等如发现螨虫需采取日晒或喷洒杀虫剂。

（2）加强个人及职业防护，远离昆虫污染区，及时淋浴、更衣等，必要时可穿防护衣。

（黄　盼）

第十节　你们说的"皮炎湿疹"

身上疹子怎么流水了？反反复复怎么一直不见好？家里爸爸或者妈妈有皮肤病，为什么家里小孩也有类似的？难道会遗传吗？那小孩子能治得好吗？

在皮肤科，以上类似的问题经常听到，其实这就是皮炎湿疹，该类疾病常见的包括特应性皮炎、湿疹等。

一、特应性皮炎

1. 什么是特应性皮炎？

特应性皮炎（atopic dermatitis，AD）是一种具有遗传背景的、慢性、复发性、炎症性皮肤病，临床上以皮肤干燥、剧烈瘙痒和湿疹样皮疹为特点，因好发于四肢肘窝（图 2-10）、腘窝处（图 2-11），故中医称之为"四弯风"。常自婴幼儿期开始发病，反复发作。

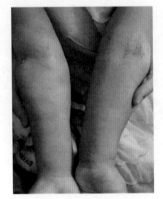

图 2-10　肘窝皮损

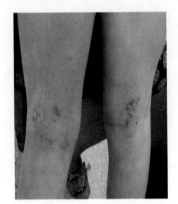

图 2-11　腘窝皮损

2. 为什么会得特应性皮炎呢?

（1）中医多认为是先天不足，加上风、湿、热阻于肌肤所导致的。

（2）西医上本病病因尚不明确，可能与遗传、免疫异常、环境因素、皮肤屏障功能异常有关。

3. 那特应性皮炎的临床表现及分型是怎样的呢?

特应性皮炎不同年龄时期表现不同，根据年龄可分为三期。

（1）婴儿期：首先容易在面颊部出现红斑、丘疹，密集成片，搔抓、摩擦后很快形成糜烂、渗出和结痂，可迅速发展到其他部位。瘙痒剧烈，常引起婴儿哭闹、睡眠不安。病情时轻时重，一般可在 2 年内逐渐好转、痊愈。

（2）儿童期：可由婴儿期发展而来或直接发病，皮损多发生在肘窝、腘窝等部位，也可发于全身，渗出较婴儿期轻，常伴有抓痕，日久可形成苔藓样变。

（3）成人期：可由儿童期发展而来或直接发病，好发于肘窝、腘窝、颈前等，也可见于躯干、四肢、面部、眼睑。皮损常表现为局限性苔藓样变，瘙痒剧烈，周围可见抓痕、血痂、鳞屑等。

二、湿疹

1. 什么是湿疹?

湿疹是由多种内外因素引起的瘙痒剧烈的一种皮肤炎症反应。皮损具有多形性、对称性、反复性等特征（图2-12）。

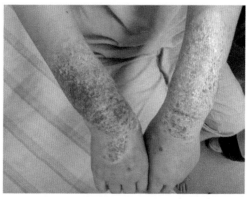

图2-12　湿疹对称分布糜烂、渗出

2. 为什么会得湿疹呢?

（1）中医多认为是先天不足，加上风、湿、热阻于肌肤导致的。

（2）西医病因复杂，主要可分为内因和外因两个方面。内因包括遗传因素、免疫异常和系统性疾病（如内分泌相关疾病、感染等），外因包括环境、接触致敏物、日晒等。

3. 它的临床分型是什么样的呢?

湿疹临床上可分为急性、亚急性、慢性。

（1）急性湿疹起病较快，常对称发生，可发于身体的任何一个部位，亦可泛发于全身，但以面部的前额、眼皮、颊部、耳部、口唇周围等处多见。初起皮肤潮红、肿胀、瘙痒，继而在潮红、肿胀或其周围的皮肤上出现丘疹、丘疱疹、水疱。皮损群集或密集成片，形态大小不一，边界不清。常因搔抓而水疱破裂，形成糜烂、渗液、结痂。自觉瘙痒。

（2）亚急性湿疹多由急性湿疹迁延而来，急性期的红肿、水疱减轻，但仍有红斑、丘疹、脱屑。自觉瘙痒，或轻或重。

（3）慢性湿疹多由急性、亚急性湿疹反复发作而来，也可起病即为慢性湿疮，其表现为患部皮肤增厚，表面粗糙，皮纹显著或有苔藓样变，触之较硬，暗红或紫褐色，常伴有少量抓痕、血痂、鳞屑及色素沉着，间有糜烂、流滋。自觉瘙痒剧烈。若发生在掌跖、关节部的易发生皲裂，引起疼痛。病程较长。

三、那我们应该如何治疗皮炎湿疹呢?

1. 中医

（1）中药内服：中医中药需要辩证论治，因此需在专业皮肤科医生指导下服用。

（2）外治：急性湿疹初起仅有皮肤潮红而无渗液者，可选用清热止痒的中药苦参、黄柏、地肤子等煎汤外洗，或用10%黄柏溶液、炉甘石洗剂湿敷；若糜烂、水疱、渗液较多者，以收敛清热止痒为原则，可选用黄柏溶液或2%~3%硼酸水、0.5%醋酸铅湿敷；急性湿疮后期，渗液减少、结痂时，可选用青黛膏外涂。亚急性湿疹有少量渗液者，可选用三黄洗剂湿敷；无渗液者，可选用青黛散、甘草油等外涂。慢性湿疹可选用各种软膏、乳剂，如青黛膏、甘草油、紫草油等外涂。

2. 西医

（1）寻找可能诱因，如工作环境、生活习惯、饮食、思想情绪等，以及有无慢性疾病，注意做好保湿工作。

（2）口服抗组胺药物，如扑尔敏、西替利嗪，严重时可采取二联抗组胺治疗。

（3）外治方面，根据皮损情况选用适当剂型和药物。急性期局部生理盐水、3%硼酸或1：2000~1：10 000高锰酸钾溶液湿敷，继发感染者加抗生素制剂；亚急性期可应用合适的糖皮质激素乳膏、氧化锌糊剂；慢性期可选用膏剂、油剂及糖皮质激素软膏。

四、那如何预防皮炎湿疹呢？

1. 清淡饮食，忌食用牛羊肉、海鲜等发物，忌食用辛辣刺激物。

2. 忌热水烫洗，忌搔抓，避免长时间日晒。

3. 远离致敏物及刺激物。

4. 注意保湿。

（潘　意）

第十一节　"来去匆匆"荨麻疹

身上突然长风坨坨怎么回事？呼吸不畅了！我怎么轻轻挠几下就有一条一条的风坨坨？是什么虫子咬的吗？是过敏吗？还痒得不得了。

像以上问题，在皮肤科是可以经常听到。其实，经过仔细询问病史后，不难诊断这些风坨坨就叫"隐疹"，西医称之为"荨麻疹"。

说到荨麻疹，大家可能又并不陌生，除了以上情况，还有吹了冷风或接触了某种过敏源而起风团等一些情况，且会使皮肤极痒，虽可自行消退，但常反复发生，来去有如风一般。

一、到底什么是荨麻疹？

荨麻疹是一种以皮肤突然出现红斑、风团伴瘙痒为特征的皮肤疾病。临床上表现为大小不等的风团（图2-13）伴瘙痒，约20%的患者伴有血管性水肿。急性期伴有喉头水肿、腹泻、关节疼痛等症状，严重者易窒息死亡。

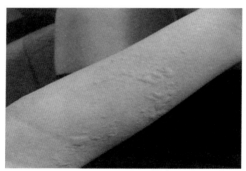

图2-13　风团

二、那么为什么会得荨麻疹呢？

1. 中医认为本病是由于先天不足，没有抵抗外界邪毒能力而发病。

2.西医中病因依据来源不同可分为外源性和内源性。

（1）外源性原因多为一过性，如物理因素（摩擦、压力、冷、热、日光照射等）、食物及食品添加剂（鱼虾类、蛋类、柠檬、芒果、西红柿、防腐剂、人工色素等）、药物（抗生素、非甾体抗炎药等）、感染（各种微生物包括病毒、细菌、真菌等）、吸入物（花粉、羽毛、尘螨等）。

（2）内源性原因多为持续性，包括精神因素、系统性疾病（如合并糖尿病、肾病等）、免疫异常（包括免疫功能失常和自身抗体介导）。

三、它有哪些临床表现及特殊类型？

荨麻疹临床表现为风团或血管性水肿，发作形式多样，风团的大小和形态不一，多伴有瘙痒。病情严重的急性荨麻疹还可伴有发热、恶心、呕吐、腹痛、腹泻、胸闷及喉梗阻等全身症状。根据病因、病程等特征，可将荨麻疹进行临床分类，具体见表2-1。

表 2-1　荨麻疹的临床分类

类型		定义
自发性荨麻疹	急性荨麻疹	起病急，自觉瘙痒发风团＜6周
	慢性荨麻疹	反复发风团＞6周

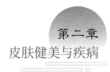

续表

类型		定义
物理性 荨麻疹	人工荨麻疹	机械性切力后 1~3 min 内局部起条状风团
	寒冷性荨麻疹	遇冷后形成风团
	日光性荨麻疹	暴露于紫外线或可见光后发生风团
	压力性荨麻疹	垂直压力后 30 min 局部形成红斑样水肿
	热性荨麻疹	受热后形成风团
特殊类型 荨麻疹	胆碱能性荨麻疹	运动、受热、日晒等引发直径 1~3 mm 小风团，周围有红晕
	接触性荨麻疹	接触某些变应原后发生风团

四、我们应如何治疗荨麻疹？

1. 西医

在医生的指导下服用抗过敏药，如扑尔敏、左西替利嗪等止痒。

2. 中医

（1）内服中药：涉及中药，当然就需要辩证论治。如一般鲜红色风团属风热证、苍白色风团属风寒，当然荨麻疹证型远不止这些，具体辩证用药建议于皮肤科诊治。

（2）外治法：可选用复方黄柏液涂剂、炉甘石洗剂、川百止痒洗剂等湿敷，或以艾叶、防风、荆芥、冰片各 10 g，煎汤洗浴，每日 1 次。

（3）其他治法：通过拔罐、放血等中医特色疗法泄热止痒。

（4）对于风寒外袭引起的荨麻疹可食用姜醋木瓜汤（米醋 100 mL、木瓜 60 克、生姜 10 克，三位共放砂锅中煎煮，待醋干时取出木瓜、生姜，分早晚两次吃完。每日一剂）；对于风热引起的荨麻疹可食用冬瓜菊花赤芍汤（冬瓜皮 20 克、黄菊花 15 克、赤芍 12 克、蜂蜜少许）；慢性荨麻疹者可食用三黑汤（黑芝麻 10 克、黑枣 10 克、黑豆 30 克）、茯苓木瓜汤（土茯苓 40 克、木瓜 20 克、米醋适量）。

五、关于荨麻疹的误区

1. 荨麻疹 = 过敏

过敏虽然是荨麻疹发病的一个重要病因，但却不是唯一原因。研究发现仅有不到三分之一的急性荨麻疹患者能够明确和过敏相关，剩下的基本和过敏没有关系。

2. 荨麻疹会传染

由于荨麻疹的皮疹表现是大量的风团，疙瘩，普通人看着是会被惊吓到的，不自觉地就会担心这样的皮疹会不会有传染性。这也是大部分皮肤病遭遇到的相同误解。其实只要稍有医学常识的人都知道，传染病也叫感染病，严格意义上讲，只有病原体感染的疾病才有可能发生传染，其他如免疫性疾病、肿瘤等是不会传染的，不管它看起来有多么恐怖。荨麻疹虽然部分和感染因素有关，但是感染只是诱因，病原体感染引起的系统免疫反应才表现出荨麻疹的表现。

3. 荨麻疹会遗传

皮肤科医生都知道，荨麻疹跟遗传的关系并不强烈，特别是急性荨麻疹和慢性自发性荨麻疹，跟后天环境的变化和身体状态的改变有关。少数反复出现的血管性水肿还有部分物理性荨麻疹，如寒冷性荨麻疹、胆碱能性荨麻疹、延迟压力性荨麻疹等跟遗传的相关性要大一些，但也是多基因遗传决定的。如果你不幸患有这些少见类型的荨麻疹的话，也不需要过分担心，因为这并不代表你的后代一定会出现，只能他们比其他人患上和你一样疾病的概率要高一些而已。

六、如何预防荨麻疹的发生？

（1）禁食诱发荨麻疹的药物或食物，避免接触致敏物品（图 2-14）。

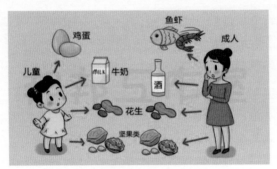

图 2-14 禁食诱发荨麻疹的食物

（2）保持整洁安静，温、湿度适宜，空气清新的生活环境。

（3）忌食鱼腥、海鲜等，忌饮酒，宜清淡饮食。

（4）多饮水，促进致敏物质排泄。

（5）避免冷热环境刺激、情绪激动、剧烈运动。

（6）锻炼体质，保持心情舒畅。

（潘 意）

第十二节 药毒

吃了抗生素后，身上起好多疹子，这是怎么回事？打了疫苗后，身上长了好多风团，这是过敏吗？

这其实我们就是我们常说的药疹，是因为对药物过敏所致。

一、什么是药疹？

我们知道药物都有不良反应，通常的不良反应分为几种类型：药物过量、不耐受性、继发作用及过敏反应，而药疹就是过敏反应的最常见类型。药疹严重时，可危及生命，所以一旦出现药物过敏症状，一定要及时到医院进行正规治疗（图 2-15）。

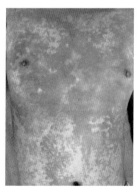

图 2-15　药疹典型皮疹

二、为什么会得药疹？

中医认为药毒总因人体先天体弱，后天又感药物毒邪，侵入人体脏腑，外发与皮肤所致。

西医把导致药疹的病因大致分为个体因素和药物因素两

大类：

1. 个体因素

不同的人对药物过敏反应的敏感性差异很大，其中牵扯到遗传因素（国内报道约 37.5% 药疹患者有过敏性疾病史，如荨麻疹、鼻炎、哮喘）、某些酶的缺乏、机体健康状况、年龄（儿童对药物过敏的反应比成人明显低）等。

2. 药物因素

绝大多数药物都可能导致药疹，但不同的药物的危险性不相同。临床上常见的容易引起药疹的药物有：

（1）抗生素类：青霉素类、磺胺类、头孢类、四环素类等。

（2）解热止痛类：如阿司匹林对乙酰氨基酚等。

（3）抗癫痫及镇静催眠药：如苯巴比妥、卡马西平、拉莫三嗪等。

（4）异种血清制剂及疫苗：破伤风抗毒素、狂犬病抗毒素、蛇毒免疫血清等。

（5）中药等，近年来报道引起药疹的中药有板蓝根、大青叶、蟾蜍、地龙等。近年来广泛使用的新型肿瘤靶向药物出现药疹的概率也很大。

三、药疹有哪些临床表现？

药疹的临床表现多种多样，同一药物在不同人身上的表现也不相同，一般来说，药疹通常在用药 7~10 天经过致敏而出现，若之前接触过同样或同类药物，则可在用药后 1~2

小时发病。根据皮肤表现可大致分为以下七类：

1. 发疹型

此类是所有药疹中最常见的类型，占95%左右。皮疹表现为鲜红色密集分布的斑丘疹，可弥漫至全身，一般在停药后2周皮疹消退。

2. 荨麻疹和血管水肿型

皮疹特点为大小不一的风团，与急性荨麻疹相似，但持续时间更长，瘙痒更明显，可以伴随发热、关节疼痛、蛋白尿等症状。

3. 剥脱性皮炎或红皮型

此类药疹潜伏期较长，多在首次用药20天左右发病，表现为全身皮肤鲜肿胀、渗液、结痂、糜烂，伴有臭味。

4. 固定型药疹

也是药疹常见类型，表现每次发作在同一部位出现相同圆形或者类圆形红斑，消退后留下色沉。

5 多形红斑型

常对称发生于四肢远端，表现为水肿性红斑，边缘潮红，中央呈暗紫色，像虹膜状。

6 大疱性表皮松解型药疹

属于重症药疹，表现为全身表皮大面积剥脱，手指轻擦表皮就会松解。

7 其他类型还有

紫癜型、脓疱型、痤疮型。

四、如何治疗药疹呢?

首要就是停用一切可能致敏的药物。

1.西医

轻症药疹一般给予抗组胺类药物、维生素 C、钙剂等,必要时可使用激素;重症药疹应当及时抢救,维持生命体征,防治皮肤继发感染,加强眼、口腔护理。

2.中医

(1)内治:根据全身症状、体征辩证施治。

(2)外治:炉甘石洗剂、消炎止痒洗剂、三黄洗剂、马齿苋煎汤外洗;若有糜烂渗液,可用青黛油等。

(3)针刺疗法:选穴内关、曲池、血海、合谷等。

五、关于药疹的误区

1.发病前几天都没用药,不会得药疹

药物过敏有潜伏期。药物过敏分为速发型和迟发性,速发型是指在服用药物后短时间内即可发生,而我们要警惕的是迟发型,有些药物服用几天到 20 天左右才会发生过敏现象,所以我们应当准确地记下一段时间内所有服用的药物,给医生提供准确的判断线索。

2. 中药一定不会过敏

相对来说，中药是比较安全温和的，但是这并不是绝对的，已经有很多报道表明中药可导致药疹发生，并且概率不低，除了中药中本来的致敏成分外，中药炮制过程中也可能会导致致敏成分产生。

3. 以前不过敏 ≠ 现在和以后也不过敏

过敏反应通常都是在首次接触到某药物后，机体产生特应性抗体，当再次接触此药时，机体会继发免疫应答，引发过敏反应。

六、如何预防药疹呢？

（1）用药前准确详细得知自己以及家族的药物过敏史。

（2）用青霉素类、头孢类、血清制品时先做皮试。

（3）在医师指导下用药，切勿自己滥用药物或者随意将几种药物混用。

（4）警惕药物过敏前驱症状，例如，皮肤瘙痒、皮疹、发热等，当出现以上现象时立即停用所用药物，并去医院就诊。

（5）如果情况允许，可以在用药前接受基因筛查，减少危及生命的重症药疹发生。

（潘　意）

第十三节　日晒疮

炎炎夏日，骄阳似火。那些经常在户外活动的人们（如田间劳作、户外钓鱼、外出旅游、军训等）是不是经常在结束后一天的活动到家后发现背上有一条条的"背心印"或者胳膊上出现"熊猫手"，甚至还会觉得瘙刺痛难忍，严重的还会起水泡、脱皮，而且往往皮肤越白皙的人，症状越严重。这个就是我们所称的"日晒疮"，也叫"日光性皮炎"。

一、什么是日晒疮？

中医称日光性皮炎为日晒疮，是正常皮肤受到紫外线强烈照射后引发的急性光毒性反应。常在接受强烈阳光 10 小时内出现暴露皮肤的弥漫性鲜红斑疹，常伴有瘙痒、刺痛感。夏季多见，皮疹好发于暴露部位（图 2-16）。

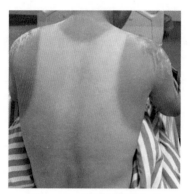

图 2-16　日晒疮典型表现

二、常见的发病原因有哪些呢?

1. 中医

本病是由感受日光毒邪气，侵犯肌肤所致。

2. 西医

由于皮肤受到了过量紫外线刺激所引发。

（1）紫外线根据波长不同可以分为 UVA、UVB 和 UVC，日晒疮发生主要与 UVB 相关，一方面，长时间在户外接受强烈的阳光照射容易发生日晒疮；另一方面，是由个体皮肤情况的不同导致，如浅肤色的人就比深肤色的人更易晒伤（这是因为表皮内的黑色素细胞能够阻挡紫外线对皮肤的损伤，而深肤色的人群表皮中的黑色素细胞含量更多），儿童肌肤娇嫩，也是日晒疮的好发人群。

（2）此外遗传和地理环境因素也可能是重要因素。部分人有家族光敏遗传史；其次，工业污染也是诱发因素之一。

三、日晒疮有哪些临床表现？

1.本病在接受紫外线强烈的季节多见（夏季），严重程度与紫外线光照强度、照射时间、肤色深浅、种族、体质等有关。

2.通常在强烈阳光照射数小时后出现皮肤暴露部位出现边界清楚的鲜红斑，并伴有肿胀、灼热、瘙痒感，同时，可出现水疱、破裂、结痂。

3.症状轻者2~3天红斑颜色可由鲜红转为暗红，伴有脱屑以及遗留不同程度的色素沉着；症状严重可以出现水疱，伴发发热、恶寒、冷战、恶心呕吐，甚至神昏谵语。

4.日晒疮有时可以激发多形日光疹、日光性荨麻疹、红斑狼疮、单纯疱疹、白癜风等疾病的皮疹。

四、如何治疗日晒疮？

1.西医

在医师指导下口服抗组胺药、维生素 C，严重时可以口服小剂量激素。外用炉甘石洗剂、烧伤膏、糖皮质激素，或者2%~4% 硼酸溶液、三黄洗剂、生理盐水等溶液湿敷，局部冰敷。

2. 中医

（1）内服中药：以清热凉血解毒为主，可选用蒲公英、黄柏、连翘、金银花、生地、丹皮、菊花、车前草等煎汤服用。

（2）外治：早期可以用马齿苋、黄精、黄柏、黄芩、地榆、蒲公英、生地黄煎汤，冷却后湿敷30分钟，每日3~4次；或者三黄洗剂（具体做法：取大黄、黄柏、黄芩、苦参各等份，共研磨，加蒸馏水，或直接煎煮成溶液）；若红肿明显，且有水疱，可用青黛研磨，加水和香油调成糊状，涂于患处。

（3）其他疗法：梅花针轻轻叩打皮肤至微微出血，再加拔火罐；耳穴压豆（选肾上腺、神门、肺、大肠，将中药王不留行籽至于小胶布中央，然后贴在穴位上，每天按压数次）；耳穴埋针等。

五、误区：阴天不会发生日晒疮吗？

引发日晒疮的光谱主要是中波紫外线，其作用于皮肤，除了阳光直射外，还有约一半是通过大气层散射而来，因此，在雾天、阴天也可发生日晒疮。而很多人由于阴天而忽视了基本的防护措施。

六、如何预防日晒疮

1. 经常进行户外锻炼，以提高皮肤对日光的耐受性。

2. 尽量避光，夏季 6~8 月份的 10 点 ~14 点是日光中紫外线最为强烈的时刻，UVB 是引发日光性皮炎的罪魁祸首，此时应尽量避免外出，如必须外出则应该穿着长衣长裤、撑伞、带防晒帽。

3. 外出涂防晒霜，防止地面的光放射到皮肤，建议使用合适数值的防晒霜，夏季应当选择 SPF30 以上的防晒霜，并且每隔 2~3 小时补涂一次；涂抹一定的厚度才能达到防晒效果，涂面部一次需要约 1 元硬币大小的量。

4. 多吃蔬菜、水果，补充适量维生素以维持皮肤健康。

5. 避免在阳光直射前后食用光敏性食物，如香芹、胡萝卜、香菜、干木耳、菠菜、油菜、螃蟹、皮皮虾等。

（潘　意）

第十四节　夏季皮炎

一到夏天身上就起疹子，伴剧烈瘙痒，天气凉爽后，皮疹很快就消退了，瘙痒也缓解了，年年如此，这是怎么了？

这其实就是我们说的夏季皮炎。夏日随着持续高温、闷热天气的出现，加之各种蚊虫活跃，细菌滋生，随之而来的就是一系列皮肤症状的出现，其中夏季皮炎是最常见的一种（图2-17），为了安心度过一个夏季，不受"夏季皮炎"的困扰，我们应该了解和注意一些什么呢？

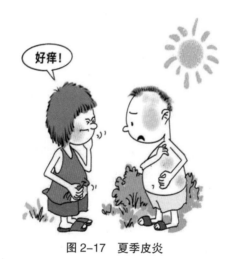

图 2-17　夏季皮炎

一、什么是夏季皮炎？

"夏季皮炎"，顾名思义，是发生于夏天的一种常见的季节性、炎症性皮肤疾病，中医称"暑热疮"，其好发于成年人，尤以女性多见。临床表现具有多样性，常表现为大小不一的红斑、丘疹，后期经搔抓后可出现结痂、渗液、粗糙肥厚、色素沉着，常对称累及四肢屈侧和躯干部，临床上，极易误诊为湿疹。

二、为什么会得夏季皮炎？

1. 中医

历代中医对本病均有描述，《疡科心得集》："夏令暑蒸炎热，肌肤易疏，遇凉饮冷，逼热最易内入……客于肌表者，为暑热疮。"总的病因为素体湿热，复感暑热之邪，熏蒸于肌肤而发病。

2. 西医

汗液对皮肤的刺激是本病发病的重要因素。出汗是夏天人体散热、排泄的主要渠道之一，在高温天，人体汗液可达到每小时一升，而汗液中水分占99%，剩余的一半是以钠、钾为代表的无机盐，一半是尿素、乳酸、氨基酸代谢的有机物。这些无机盐、有机物都不是正常存在于皮肤表面的物质，当水分蒸发以后，这些物质就会滞留在皮肤上，量一多，时间一长，就会对皮肤形成刺激，使肌肤产生化学性炎症反应，引发皮肤内毛细血管扩张和炎症因子、组胺物质等聚集，导致皮肤炎症。

三、有哪些临床表现？

夏季皮炎以成年人多见，皮损多发于颈部、四肢屈侧及躯干，尤以双侧胫前多见，分布对称，形状不规则。皮损初起为大片的红色斑块，压之褪色，可轻度肿胀，上面布满密集成片的细小丘疹和丘疱疹，也有隆起呈风团样损害，自觉患处刺痒灼热，常因搔抓，久而久之继发抓痕血痂、色素沉着、皮肤增厚，但很少出现糜烂、渗出。伴有烦躁、胸闷、食少、睡眠不安、小便短赤等全身症状。天气转凉后可自行减轻或消退，常于每年的夏季反复发作。

四、应当如何治疗夏季皮炎？

1. 西医

该病需要积极预防，以通风降温为主要原则，夏天尽量待在凉爽的环境中，且要保持皮肤干燥、清洁。如果已经出现了夏季皮炎，要注意皮肤清洁，一旦出汗，要及时用清水清洗皮肤，但要注意切不可用热水和碱性很强的肥皂烫洗，清水冲洗后应用干而柔软的毛巾轻轻擦干后搽些清凉止痒剂或含有激素的止痒搽剂，避免用毛巾重擦皮肤及搔抓。当剧烈瘙痒时，应到医院诊治，不宜延误。外治可外涂3%硼酸溶液、炉甘石洗剂、氧化锌洗剂等，必要时可使用糖皮质激素外用，对于瘙痒较剧烈者，需同时口服抗组胺药物，病情严重者，甚至需要系统使用糖皮质激素控制病情。

2. 中医

中医认为该病属暑热湿阻，熏蒸肌肤所致，常用清热利湿止痒的中药，对症进行治疗。常用方有新加香薷饮、六一散、藿香正气散等；也可用黄芩、黄柏、苦参、地肤子、鱼腥草、马齿苋、土茯苓、白鲜皮、薄荷等煎汤湿敷或淋浴；对于皮肤肥厚者也可用青黛油、紫草油等外涂。

3. 饮食疗法

荷叶粥（取新鲜荷叶一张，洗净煎汁，放入粳米 100 g，冰糖少许，共煮成粥）、绿豆粥等。

五、如何预防夏季皮炎呢？

应对夏季皮炎，我们应遵照古人"治未病"的原则，重视对它的预防。

（1）不宜穿不透气的衣裤，应穿透气性好、吸水性强，如棉麻或真丝等全天然的衣裤。

（2）可经常用温而偏凉的水清洗患处，切忌为了止痒而用热水烫洗患处，忌用肥皂水等碱性沐浴露；勤换内衣内裤。

（3）夏天要多喝水（非饮料），以稀释汗液里化学成分的浓度。

（4）高温天气尽量待在阴凉通风的地方且避免外出，保持周围环境凉爽、通风，若外出无论阴天、晴天皆可用黑色遮阳伞遮光，因为黑色能吸收各种波长的紫外线，以阻挡紫外线对皮肤的伤害。

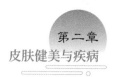

（5）多食瓜果蔬菜补充维生素，清淡饮食，避免过度油腻辛辣。

（潘　意）

第十五节 "亮晶晶"的痱子

夏天到了，最困扰宝宝的就是痱子了，即使已经做好了完全的准备应对，但是痱子还是会时不时出现在宝宝娇嫩的皮肤上。烦人的疙瘩不仅影响美观，而且还会瘙痒，白天夜晚不停地搔抓，一不小心就抓破，极易造成皮肤感染，这让很多宝宝和宝妈困扰不堪。

一、什么是痱子？

痱子是夏季常见的一种浅表性、炎症性皮肤病。主要表现为皮肤上出现丘疹、丘疱疹、丘脓疱疹，伴瘙痒或疼痛，皮肤散热或透气后，可自然消退。

二、为什么会得痱子？

痱子主要是由汗管阻塞引起。闷热的高温环境下，汗液不易蒸发，皮肤被大量汗液浸润而变得肿胀，导致汗腺导管口阻塞或变窄，进一步导致汗液无法正常排除而滞留在汗腺导管内，继而汗管因压力增高而发生破裂，导致汗液渗入周围组织，产生炎症，而发此病（图2-18）。

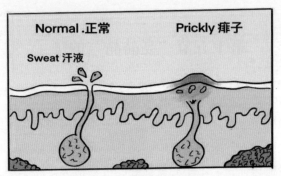

图2-18 痱子发病机制

三、哪些人容易得痱子？

婴儿因为汗管发育不全，体温调节功能较差，加之皮肤娇嫩，是最易受痱子骚扰的人群。此外活动量大、代谢旺盛以及长期卧床、体弱多病、肥胖多汗的成年人（特别是女性）也容易长痱子。

四、有哪些临床表现？

（1）痱子多见于夏季，好发于头、面及躯干皮肤褶皱部位（如头皮、肘窝、颈部、乳房、腋窝、腹股沟、腰部等部位）。

（2）痱子一般可分为白痱、红痱、脓痱、深痱。其中白痱又称晶痱，临床表现为针尖大小的浅表水疱，疱壁薄、疱液透明，易擦破，一般没有明显症状，可自愈，多发生于长期卧床的患者。红痱表现为初起皮肤发红，继而发生密集的针尖至粟米大小丘疹、丘疱疹，内含浆液，多发于肘窝、颈部、躯干、大腿根部等皮肤褶皱处及小儿面部，自觉有明显瘙痒和灼热感。脓痱又称黄痱子，顾名思义，痱子顶端有针尖大小浅表黄色脓疱，一般是继发于红痱的细菌感染。此类痱若不及时处理，感染范围扩大，容易形成疖痈，可伴有发热、疼痛等全身症状。深痱，又称深部粟粒疹，表现为汗孔一致的密集的非炎症性丘疱疹，汗出时皮损增大，不出汗时，皮损不明显，全身皮肤出汗减少或不出汗，而面部常多汗，一般无瘙痒等症状，但皮损泛发时可出现头痛、发热、头晕等全身症状。

五、应当如何治疗痱子？

撤离高温、闷热的环境，保持通风、透气是治疗的重中之重。

（1）中药外治法：可以使用炉甘石洗剂、川柏洗剂、复方黄柏洗剂、三黄洗剂等或清热解毒类的中药外洗方如黄柏、马齿苋、金银花、白鲜皮等煎水外洗。

（2）中医食疗方可以选用薄荷粥、菊花粥、绿豆粥、冬瓜粥等。

（3）瘙痒明显时可使用抗过敏药物；如果出现脓痱，可以使用抗生素治疗。

六、误区

1. 只有小孩才会长痱子

小孩由于代谢旺盛，汗腺功能未发育完全，并且肌肤娇嫩，所以是痱子高发人群，但这并不意味着成年人就不会长痱子。受当前疫情影响，很多学校、车站等公共场所都有佩戴口罩的要求，也不会经常开空调，尤其是处于一线的医护人员，整天都穿着密不透气的防护服，所以随着气温的升高，痱子的发病率也逐渐多了起来。另外，还有一些易出汗或者体弱、长期卧床的人也容易长痱子。

2. 盛夏才会得痱子

很多宝宝一整个夏季都没有长痱子，但眼看着夏天快过完了，到了秋天竟发现突然长了起来，这是为什么呢？道理很简单，在夏天，往往都会注意预防，到了夏末初秋，天气还极不稳定，秋老虎的时候气温可赶上盛夏，但这个时候，妈妈们就不会那么勤预防了，所以就会造成这种现象。

另外，在冬天我们也会看到小宝宝长痱子的情况，究其原因，发现很多宝妈们，为了预防宝宝着凉，给宝宝穿很厚的衣服，大冬天的，背上全是汗，这样痱子也就不可避免地

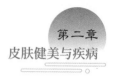

产生了。

七、如何区分湿疹与痱子?

痱子很容易跟湿疹混淆,尤其是在秋天或冬天痱子不易发生的季节,很容易将痱子误诊为湿疹,那么痱子和湿疹应该如何区分呢?

首先,两者发病原因不同:痱子是由于汗管阻塞所致;而湿疹病因不明,多与过敏因素相关。其次,两者发病季节和好发人群不同:痱子好发于夏季,多见于儿童;而湿疹一年四季都可发生,可发任何年龄阶段人群。再次,两者好发部位不同:痱子多发生在颈部、额部、枕后、胸背、肘窝、腘窝或成年女性乳房下;湿疹可发于任何部位,头面部多发于前额、眉弓、面颊、耳后。最后,两者症状亦不相同,痱子主要表现为丘疹、丘疱疹、丘脓疱疹,可伴瘙痒、疼痛,不伴渗出倾向,若预防得当,不易复发;湿疹常表现为对称性的红斑、丘疹、糜烂、渗出,伴剧烈瘙痒,常有复发倾向(图 2-19)。

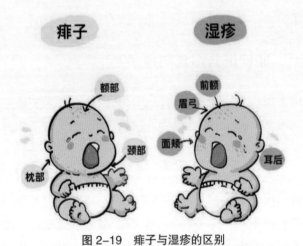

图 2-19 痱子与湿疹的区别

八、如何预防痱子

（1）闷热天气加强室内通风，保持居住环境干爽，不能潮湿；同时，气温不宜过高，以减少出汗和汗液蒸发。

（2）不能"捂"，不宜穿得过多、过紧，尽量选择宽松、舒适、透气性高、对皮肤无刺激、吸汗力强的衣服；及时更换潮湿的衣物。

（3）沐浴后可用少量痱子粉外扑，不宜过多，以免造成结块和皮肤擦伤。

（4）均衡饮食，营养适度，避免过度食用冷饮、甜品及辛辣刺激之物；适量补充维生素。

（5）若发生严重的脓痱，应当及时就医，及早使用抗生素治疗。

（潘　意）

第十六节　瘙痒你不知道的事

医生，我一直觉得皮肤瘙痒，但是又没看到长什么东西，而且感觉晚上比白天严重好多，医生我这是怎么了？

很多患者来院就诊的时候，常会提出这样的疑问。这些患者在经过系统地询问病史之后，我们将其诊断为"皮肤瘙痒症"也叫"瘙痒症"。这种疾病没有特殊的皮损，只是患者本人自觉瘙痒难耐，因此时常进行搔抓使皮肤表面留下抓痕和血痂。

一、瘙痒症

是指仅有皮肤瘙痒，而无原发性皮损的一种常见皮肤病。患者可出现烧灼感或蚂蚁在皮肤上爬行的感觉。由于瘙痒，患者会反复抓挠，皮肤可发红、粗糙、隆起、严重者可能流血甚至继发感染。这种疾病在中医里被称为"风瘙痒"。中医认为本病的病因病机包括风热血燥、湿热内蕴、血虚风燥三种。其基本病机是由于机体正气不足，阴液亏少，不能濡养皮肤、抵抗外邪从而发病。西医认为本病的病因比较复杂，主要包括内在因素和外在因素两个方面（表2–2）。

表 2–2　瘙痒症的病因

内在因素	皮肤干燥
	神经精神因素
	全身性疾病及其他疾病
	内分泌障碍
	寄生虫感染
	药物因素
	过敏因素
外在因素	温度变化
	酸碱刺激物
	贴身衣物材质
	居住、工作环境

二、皮肤瘙痒症

根据发病特点和临床特征，可分为全身性瘙痒症和局限性瘙痒症。

1. 全身性瘙痒症

多见于成人，瘙痒常从一处开始，逐渐扩展到全身。常为阵发性，尤以夜间为重，严重者呈持续性瘙痒伴阵发性加剧，饮酒、咖啡、茶、情绪变化、辛辣饮食刺激、机械性搔抓、温暖被褥、甚至某种暗示都能促使瘙痒的发作和加重。常继发抓痕、血痂、色素沉着，甚至出现湿疹样变、苔藓样变、脓皮病以及淋巴管炎和淋巴结炎。

特殊类型的全身性瘙痒症包括以下几种（表 2-3）：

表 2-3　全身性瘙痒症的分类

分类	特点
老年性瘙痒症	多由于皮脂腺功能减退导致的皮脂分泌减少、皮肤干燥及退行性萎缩，或皮肤过度烫洗等诱发，可发生在四肢、躯干，往往躯干最痒。
冬季瘙痒症	常发生在秋末及冬季气温剧烈变化时，骤然进入室内或脱衣睡觉时加重，常有皮肤干燥的症状。
夏季瘙痒症	常发生在夏季，尤其是高热潮湿时明显；出汗会加重瘙痒。
妊娠瘙痒症	通常发生在妊娠末期，但部分患者也可在妊娠早期出现瘙痒。瘙痒为弥漫性，部分患者可伴有黄疸。多数患者在分娩后症状可自行缓解或痊愈。一般不引起孕妇死亡，但可导致早产、胎儿窘迫、死胎。

2. 局限性瘙痒症

瘙痒局限于某一部位。常见的包括：肛门瘙痒症、阴囊瘙痒症、外阴瘙痒症（表 2-4）。

表 2-4　局限性瘙痒症的分类

分类	特点
肛门瘙痒症	发生在肛门及周围皮肤，多发于中年男性。主要与接触某种致敏物或刺激物、过度清洗等对肛周皮肤的接触性刺激有关。 轻症患者皮肤外观正常或仅有轻度红斑，严重者可出现明显刺激，皮肤呈灰白色或淡白色，皮肤肥厚或苔藓样变。
阴囊瘙痒症	主要与局部皮温过高、多汗、摩擦或真菌感染等有关。患者通常表现为一阵一阵的剧烈瘙痒，长期搔抓阴囊皮肤会出现糜烂、渗液、结痂等改变。
外阴瘙痒症	主要累及大小阴唇，多发生在成年女性，部分患者病因不明，也可因白带刺激、感染、恶性肿瘤、皮肤病等所致。瘙痒的特点为阵发性，在夜间加重。

三、关于皮肤瘙痒你要知道的事

（1）对于病因明确的瘙痒症，经积极治疗后 2 周内可缓解。

（2）严重瘙痒症的患者如未能及时、正确治疗，可影响生活质量，干扰睡眠，导致焦虑或抑郁。长期抓挠会导致越抓越痒的恶性循环，甚至引起皮肤损伤、感染。

（3）并发症：抓挠后可能会引起皮肤破损，形成血痂、色素沉着或减退，进而继发感染，如疖、毛囊炎、淋巴管炎等，后期可能会遗留瘢痕。

（4）不要抓挠瘙痒部位：修剪指甲，必要时戴手套限制搔抓。瘙痒时可用指腹拍打来缓解。

（5）洗澡不要过勤，避免用热水烫洗皮肤，使用温水洗澡；洗澡结束后立刻涂抹保湿霜，以保持皮肤湿润，不要用力搓澡；避免与家人共用洗浴用品。

（6）最好选择纯棉、麻、真丝等材质的贴身衣服，减少对皮肤的摩擦。

（7）缓解压力，因为压力会加重瘙痒。冥想、瑜伽等都是缓解压力的方法。

（8）不吃辛辣刺激性食物，多吃含粗纤维的食物、水果蔬菜，戒烟戒酒，不饮浓茶、咖啡，多喝水。

（9）寒冷冬季且患者血脂不高情况下，可食用胶原蛋白高的食物；百合银耳等甘寒凉润的食物有滋润皮肤的功效。

（10）使用加湿器：在冬季，增加室内空气的相对湿度可能对易发生皮肤干燥的患者有益。

四、到底该怎么做才能预防和缓解皮肤瘙痒呢？

主要措施包括养成良好的个人习惯、避免接触过敏源、做好皮肤的保湿积极治疗基础疾病等。

（1）养成良好的个人习惯，注意皮肤卫生，减少真菌寄生虫等的感染。

（2）坚持做好皮肤保湿，避免使用碱性肥皂清洁皮肤，避免过度淋浴和热水烫洗皮肤。

（3）衣物和床上用品尽量使用纯棉制品，减少或避免毛织、化纤制品。

（4）易过敏的患者，尽量避免接触致敏物质。

（5）避免过热多汗或过冷干燥等环境变化刺激皮肤。

（6）舒缓心情，避免焦虑、烦躁等情绪波动。

（7）积极寻找原因，治疗原发疾病。

（周　蓉）

第十七节　红斑丘疹鳞屑性皮肤病

一、银屑病

银屑病俗称"牛皮癣"，是一种由环境因素刺激多基因遗传控制、免疫介导的皮肤病，典型表现为鳞屑性红斑或斑块，局限于一处或全身广泛分布。多数患者冬季加重或复发，夏季可缓解。银屑病常困扰患者，严重影响患者的生活质量。

银屑病通常累及全身的皮肤、头皮、关节等，常见的症状有皮肤出现红色斑块，通常覆盖有银白色鳞屑；皮肤瘙痒、灼热或疼痛；皮肤干燥、破裂，甚至出血；头皮出现较厚的鳞屑，呈束状发；指（趾）甲呈"顶针状"或点状凹陷、甲分离、甲下角化过度等（图2-20），还伴有关节肿胀、疼痛不适。中重度银屑病患者患代谢综合征（以肥胖、血脂紊乱、高血压、血糖异常为主要表现）、心血管疾病的风险增加。根据银屑病的临床特征的不同，一般可分为寻常型、关节病型、脓疱型、红皮病型。

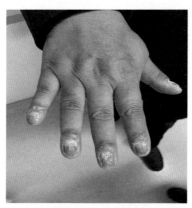

图 2-20　甲银屑病

　　本病治疗只能达到改善临床症状、延长缓解期的目的。西医治疗以综合治疗为主。病情较轻者可根据皮损情况外用糖皮质激素、钙调磷酸酶抑制剂；病情稍重者，必要时可予免疫抑制剂等系统治疗，如疗效仍欠佳，还可选择生物制剂治疗。中医治疗可以通过内服中药、中成药，配合中药湿敷或药浴的方法，以及放血拔罐、艾灸等中医特色治疗。各型银屑病患者均建议每日予润肤乳全身外涂以修复皮肤屏障，润肤止痒。

　　目前对于银屑病的认知，仍存在很多误区，如大家认为银屑病会传染，其实并不会，银屑病的病因虽然还不明确，但是目前主要认为银屑病与遗传及免疫相关因素有关。其中遗传因素是最重要的因素之一，目前已确定多个银屑病易感基因位点。此外，寻常型银屑病中淋巴细胞、单核细胞浸润明显，尤其是 T 淋巴细胞和树突状细胞，表明免疫系统参与了该病的发生和发展。两种发病机制与传染皆无明显相关。

生活中做到以下几点，可以减少银屑病的复发：

（1）调节情志，保持良好的心态，避免精神过度紧张焦虑。

（2）保持充足的睡眠，起居有常，不纵欲，不过劳。

（3）养成良好的饮食习惯，不饮酒、不吸烟。多食新鲜蔬菜水果，忌食辛辣、腥发、油腻食品。

（4）适量运动，增强体质。

（5）避免各种物理性、化学性物质和药物的刺激。

（6）定期于皮肤科就诊，在医生指导下用药。

二、玫瑰糠疹

玫瑰糠疹中医称为"风热疮"，是常见的急性自限性炎症性皮肤病。本病以沿皮纹长轴分布的椭圆形鳞屑性斑疹为主要特点，好发于躯干和四肢近端。大小不等，数目不定，本病有自限性，一般持续 6~8 周而自愈，但也有经久不愈的情况。由于很多玫瑰糠疹患者延误治疗后容易遗留色素沉着，应及早治疗。

玫瑰糠疹的临床表现主要有以下几点：

1. 前驱症状

部分患者在皮疹出现前可有全身不适、低热头痛、咽痛、关节痛、不想吃饭、淋巴结增大等感冒样不适的症状。

2. 皮疹初发

刚开始在躯干和四肢近端有一个圆形或椭圆形淡红或黄褐色斑，直径 2~3 cm，上面覆有细小鳞屑，医学上称为"前驱斑"或"母斑"；有的患者可不出现母斑，而出现紫癜、风团、水疱等。

3. 皮疹增多

1~2 周后，多数患者胸部、背部、腹部、颈部等部位的斑疹广泛分布，呈对称性；较少见于面部、手足部。

4. 皮损特点

斑疹呈玫瑰红色，圆形或椭圆形，直径比母斑小，上面附着少许细小糠状鳞屑。斑疹长轴与皮肤纹路的方向平行。如胸部皮损长轴倾向与肋骨平行，导致"圣诞树"样疹；在背部呈"八"字状分布；颈部呈近水平方向；四肢的皮疹，其长轴常沿肢体长轴的方向排列。

在日常生活中，如果出现玫瑰糠疹，我们应避免热水烫洗，在温水中沐浴或淋浴；避免使用碱性浴皂。洗完澡在皮肤湿润时使用保湿霜；合理饮食，避免食用辛辣刺激性食物；多饮水，注意休息。选择质地柔软的衣物，减少对皮疹的刺激。如果孕妇出现玫瑰糠疹，须及时就医，谨防流产。

三、多形红斑

多形红斑中医称为"猫眼疮"，是一种以靶形或虹膜状红斑为典型皮损的急性炎症性皮肤病，多发于儿童和青年女性，春秋季易发病，常伴有黏膜损害，少数有内脏损害，易复发。常急性起病，可有畏寒、发热、头痛等前驱症状。皮损呈多形性，可有红斑、丘疹、斑丘疹、水疱、大疱、紫癜和风团等。

中医认为本病总因湿热火毒蕴蒸肌肤导致。主要包括三项病因病机：风寒阻络、湿热蕴结、火毒炽盛。西医认为本病病因复杂，感染、药物、食物以及物理因素均可导致本病，单纯疱疹病毒是最常见的原因。

临床上，多形红斑根据皮损形态的不同可分为三类：红斑—丘疹型、水疱—大疱型、重症型。本病有自限性，多数患者皮损可在 2 周左右自然消退，除非发生继发感染，多数患者痊愈后没有后遗症，偶见炎症后色素沉着或色素减退，但易复发。重症多形红斑患者因继发感染引起败血症，可发生衰竭、失明等。

日常生活中，我们应注意保护好病变部位，减少刺激，养成良好的卫生习惯，并保持皮肤清洁。遵医嘱按时服药，定期复查，以便于医生评估治疗效果，治疗期间有任何不适症状，需要及时就诊。疾病恢复后建议外出时涂抹防晒霜或穿防晒服，可能会减少疾病的复发，减少色素沉着形成。

（周　蓉）

第十八节　痘痘的"前世今生"
——"粉刺"

光洁的脸蛋上突然长了几个痘，十层粉底都遮不住！前胸后背也会长，一不小心就留疤！大家都说"青春痘"，可我青春走了，"青春痘"为什么还不走？

这一句句对痘痘的控诉，体现了"痤疮"这个小病对生活的大影响。"痘痘""青春痘"都是"痤疮"的俗称，中医称之"粉刺"。

痤疮是最常见的皮肤附属器疾病，在不同程度上影响了大约90%的青少年和成人，有的人在25岁左右得到了改善，有的却持续到了成年期，甚至造成了永久性的瘢痕。

一、什么是痘痘？

痘痘即痤疮，是一种毛囊皮脂腺的慢性炎症性疾病。好发于少年、青年、中年这三个年龄段，皮损主要集中在面颈、胸背部等皮脂腺溢出部位。痤疮的皮损呈多形性，和人的一生一样，痘痘在不同时期，有着不同的样子（图2-21）。

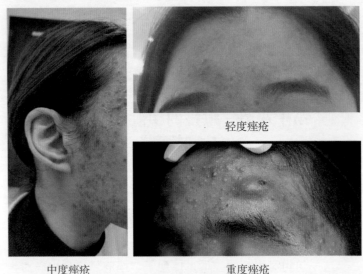

轻度痤疮

中度痤疮   重度痤疮

图 2-21　痤疮

　　轻度痤疮核心症状是粉刺，俗称"逆光疹""白头粉刺""黑头粉刺"。

　　中度痤疮除了粉刺，还有更多的红肿痘痘和脓包，按下去会感觉到疼痛，而且容易引发细菌感染，导致一系列的炎症。

　　重度痤疮除了伴有粉刺、脓包、炎症外，还有囊肿、结节等，且极易留下永久性瘢痕。

二、为什么会长痘痘?

1. 中医

本病早期以肺热及肠胃湿热为主,后期有痰瘀。

2. 西医

多数认为本病与雄激素、皮脂腺和毛囊内微生物密切相关。

(1)皮脂分泌过于旺盛:当体内雄激素的活性增高时,皮脂腺合成和排泄皮脂会变得旺盛,从而容易导致痘痘形成。举个例子,进入青春期后,肾上腺和性腺的发育会导致雄激素增加,接着引起皮脂腺腺体肥大并分泌大量皮脂,于是就有了"青春痘"。不仅是青春期,女生在生理期和孕期容易长痘,也是类似的道理。

(2)毛孔堵塞:一开始毛囊漏斗部角化增殖,造成毛孔堵塞,形成微粉刺,这种微粉刺在显微镜下才能被发现。再后来,毛囊皮脂腺导管异常角化会导致导管堵塞,使皮脂排出存在障碍,就"进化"成了肉眼可见的粉刺。

当皮脂聚集在皮下时,毛孔处是白色的,此时是闭合性粉刺,俗称"白头粉刺";当毛囊口扩张后,皮脂开始露出、氧化,就形成了开放性粉刺,俗称"黑头粉刺"。

(3)感染发炎:痤疮丙酸杆菌是一种寄居在皮肤上的正常细菌,每个人都有。但是,油多、毛囊堵的环境为它提供了繁育的温床，细菌感染随之而来。一系列炎症反应之后，形成了炎症性丘疹、脓疱甚至结节囊肿。

此外，遗传、饮食、胃肠功能、环境因素、化妆品及精神因素都可致痘。

三、我们该如何"战痘"？

1. 西医

（1）局部治疗：外用抗生素软膏：包括 1%~2% 的红霉素、林可霉素及其衍生物克林霉素、氯霉素或氯洁霉素、夫西地酸等，由于外用抗生素易诱发痤疮丙酸棒状杆菌耐药，故不推荐单独使用。建议和过氧化苯甲酰或维 A 酸类联合应用，代表药物阿达帕林凝胶、异维 A 酸凝胶、过氧苯甲酰软膏等，可作为轻度痤疮的单独一线用药，中度痤疮的联合用药。

（2）系统治疗：建议在医生的指导下根据病情不同，选择四环素类、维 A 酸类及激素等系统治疗。

2. 中医

（1）内治法：中药及中成药的使用均需辩证论治，建议于皮肤科具体诊治后对症下药。

（2）外治法：以丘疹、粉刺为主者，外治可选用颠倒散茶水或姜黄消痤搽剂外涂、每日 2 次，也可结合果酸、水杨酸等化学焕肤治疗，可使用防风、刺蒺藜、白鲜皮、苦参、蒲公英、土茯苓、薏苡仁、赤芍各 10 克煎汁过滤浓缩，配入雪花膏等基质，制成消痤膏，清洁皮肤后外擦，每日 3 次以解毒消痤。囊肿、结节较甚者，可外敷金黄膏，配合火针、光动力、激光等物理治疗。出现痘印、痘坑、瘢痕者，皮肤微针、针灸、强脉冲光及激光均可取得较好的疗效。

（3）其他治法：通过耳针、拔罐、放血等中医特色疗法宣肺清热。

四、关于痘痘的误区

1. 痘痘可以随便挤

大多数痘痘内都存在丰富的细菌感染，而挤痘痘不仅会对皮肤造成损伤，会帮助细菌扩大感染范围，加重感染严重程度，更容易留下痘印、痘坑，甚至导致瘢痕的形成。

更可怕的是"危险三角区"部位的痘痘，挤了可能会住ICU！

"危险三角区"皮肤和组织很薄，下面却有着非常丰富的血管；大小血管错综复杂，相互交通；而这些血管直通颅内，挤痘痘造成的皮肤、血管破损，导致细菌直接进入颅内；可能会突然发烧、眼部疼痛、水肿；甚至视力受损，眼球无法运动。如果进一步发展，则会使人剧烈头疼、呕吐，甚至昏迷；如细菌进入全身血液循环，引起菌血症、脓毒血症、感染各大脏器，引发多器官衰竭，严重者可能致死（图 2-22）。

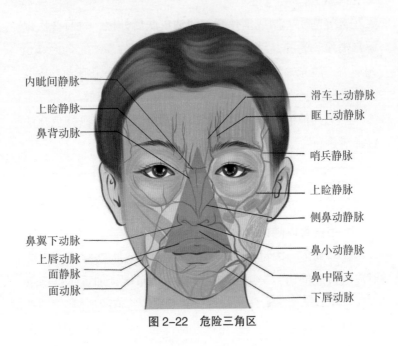

内眦间静脉
上睑静脉
鼻背动脉

滑车上动静脉
眶上动静脉
哨兵静脉
上睑静脉
侧鼻动静脉
鼻小动静脉
鼻中隔支
下唇动脉

鼻翼下动脉
上唇动脉
面静脉
面动脉

图 2-22　危险三角区

　　当然，痘痘也不是绝对不能挤，但一定得让专业的医生帮你挤。

2. 长痘痘就要过度清洁

　　有的人觉得，长痘就意味着脸上油脂和灰尘很多，于是动不动就起身去洗把脸，甚至不停使用去角质产品。其实一天洗脸 2~3 次已经足够，清洁过度会导致皮肤干燥、敏感，擦洗太过用力或者频繁使用去角质产品的话，还会刺激皮肤、加重炎症。

3.青春痘只要过了青春期就会自己好了

对待痘痘，还有人采取听之任之的方式：认为青春痘只要过了青春期自然就好了、痘痘不让挤就随感染发展……这些想法都是错误的，长痘是病，得趁早治。否则留下难治性痘坑、永久性瘢痕可就后悔莫及了。

防微杜渐，毕竟微粉刺会变成粉刺，要是发炎了，还会变成丘疹、结节、囊肿。彻底破坏皮肤后，就会形成痘坑、瘢痕。如不能早期治疗，不仅会承受不必要的心理负担，后期也将会付出更大的治疗代价。

五、如何预防痘痘的发生？

（1）面部油腻患者建议使用温水洗脸，胸背部痘痘可用硫黄皂清洗，油脂分泌旺盛时每日可洗 2~4 次。

（2）忌食辛辣刺激性食物，如辣椒、酒类；少食油腻、甜食；多食新鲜蔬菜、水果；保持大便通畅。

（3）不要滥用化妆品，避免粉质堵塞毛孔、形成粉刺。

（4）禁止用手挤压粉刺，以免加重细菌感染、炎症扩散。

（严伊宁）

第十九节 "油滋滋"的脂溢性皮炎

两天不洗头头皮就痒得要命，而且头皮屑像雪花一样特别多，这是怎么回事？鼻子两边经常出油泛红，还老是起皮有点痒，这又是怎么回事？

其实，这都有可能是"脂溢性皮炎"在作怪。它是一种好发于头皮及面部的常见疾病，中医称之"面游风""白屑风"。

脂溢性皮炎病程长，青壮年患者最多，但婴幼儿、中老年人也有可能发生，发病原因不明，却几乎横贯了人的一生。

一、什么是脂溢性皮炎？

脂溢性皮炎是一种发生在头皮及面部为主的慢性炎症性疾病，表现为头皮白屑，层层飞扬，颜面皮肤多脂油腻，淡红色斑片，叠起白屑，脱去又生，一般无自觉症状，或有轻度瘙痒。

头皮脂溢性皮炎甚至可以造成脱发，刚开始会有小片状的白色糠秕状，或者是有油腻性的鳞屑性斑片，随着病情的发展会扩展融合成边界清楚的淡红色大斑片，头皮会有瘙痒的感觉，头发油腻，头皮有堆叠飞起的油腻鳞屑，抓之如下雪样飘落（图2-23）。

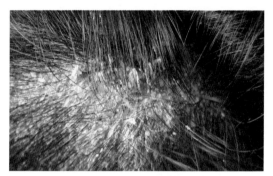

图 2-23　头皮脂溢性皮炎

　　颜面部脂溢性皮炎表现为皮肤油腻发亮，手摸之有油黏的感觉，鼻部如涂上一层油，毛囊口扩大，能挤出黄白色的粉汁。鼻翼旁、脸上、耳朵和耳后会有黄红色或者是油腻性白色鳞屑和痂皮。眉毛的周围也会有存在脱屑的问题，甚至因为不断地挠痒眉毛可能变少（图 2-24）。

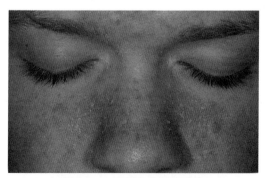

图 2-24　颜面部脂溢性皮炎

二、为什么会得脂溢性皮炎？

1. 中医

本病主要因素体湿热内蕴、感受风邪所致。所谓"热体当风，风热所化"。

2. 西医

本病发病原因尚不清楚。可能有遗传因素，马拉色菌感染（定居在皮肤，分解皮脂，代谢产物进一步刺激皮肤发生炎症），皮脂分泌过多（雄激素水平刺激皮脂腺分泌功能亢进），皮肤表层屏障受损（过度清洁、长期摩擦刺激）等情况；多种因素共同参与引发本病。

通俗地讲，如果有以下情况的人很有可能会得脂溢性皮炎：

①直系亲属中有人患脂溢性皮炎。②饮食不节、生活习惯差，如爱吃辛辣刺激性食物、酗酒、抽烟、熬夜等。③情绪抑郁、生活压力大。④患有神经功能障碍，如帕金森病。⑤免疫紊乱，如艾滋病患者、器官移植术后等。⑥本身患有皮肤病，如痤疮、银屑病等。

三、脂溢性皮炎怎么治疗？

脂溢性皮炎治疗的基础是调整生活习惯、饮食习惯、调整情绪状态等，如保证睡眠充足，低糖低脂饮食，忌酒和辛辣刺激食物，避免过度清洁和摩擦皮肤，加强控油与保湿等。在此基础上根据病情选择不同的治疗方法。

1. 西医

（1）局部治疗：旨在减少脂溢、溶解皮脂、抗菌、抗真菌及止痒，常用的药物为含有抗真菌药的复方制剂，如复方咪康唑乳膏，复方益康唑霜，外用钙调磷酸酶抑制剂（如他克莫司、吡美莫司等），低强度的糖皮质激素可以使用，但不是首选。头皮部位可使用2%的酮康唑洗剂或者二硫化硒洗剂。

（2）系统治疗：可以口服B族维生素、抗组胺药物。如症状严重，建议在医生的指导下选择针对病情的系统治疗。

2. 中医

（1）内治法：虽然本病大致上均因素体湿热内蕴引起，但具体辩证用药建议于皮肤科具体诊治。对于皮屑油腻、红斑糜烂、大便秘结的患者可以口服防风通圣丸以清热解毒；对于潮红斑片、皮肤油腻、口苦口黏、小便短齿、大便臭秽的患者，可以口服龙胆泻肝丸以清肝胆、泄湿热。

（2）外治法：干性皮损在头皮者用白屑风酊外擦，每天3次；干性皮损在面部者用痤疮洗剂外擦，每天2次。湿性皮损有少量渗出者可用马齿苋、黄柏、大青叶、龙葵各30 g煎汤放凉后洗外洗或湿敷患处，每次30分钟，每天2~3次，湿敷后外擦青黛膏；也可以用苍耳子30 g，苦参15 g，王不留行30 g、明矾9 g，煎水洗头。

（3）其他治法：可以选择合谷，曲池，大椎，血海，足三里行泻法，隔天1次，10次为1疗程。也可选梅花针叩击头部督脉、足太阳、足少阴经，使皮肤略红、微微出血即可，术后局部避免着水，1~2次/周。

（4）对于以干性皮损为主的脂溢性皮炎患者，可以食用小米南瓜粥（小米、南瓜各100克，红枣、黄芪各50克，正常煮粥，出锅后放入适量红糖，可食用至病症消失，早晚均可）。对于以湿性皮损为主的脂溢性皮炎患者，可以食用薏苡仁红缨粥（薏苡仁、马齿苋、萝卜缨各30克，洗净后切碎马齿苋和萝卜缨，以煮粥方式加水，每日1次，可食用至病症消失）。对于易患脂溢性皮炎的患者，夏季可常煮绿豆汤（200克绿豆与15克金银花一起用文火煮，豆熟加砂糖，最后加5克薄荷煮沸，取出待凉饮服）。

四、关于脂溢性皮炎的误区

1.脂溢性皮炎就是油多了，保持素食主义就好了

事实上素食主义者更要注意补充维生素 B_2，否则可能更容易诱发脂溢性皮炎。由于动物性食品比植物性食品含维生素 B_2 多，虽然各种绿叶和红黄深色菜果中维生素 B_2 的含量也不少，但加之不注意的情况下会使维生素 B_2 供给不足。素食主义者可能需要额外补充维生素 B_2。

而非素食主义者需要加强对脂肪分泌有调节和抑制作

用的维生素 A、维生素 B_2、维生素 B_6 的摄入，如鱼肝油、鸡肉、蛋、乳制品、南瓜、韭菜、牛奶、动物肝脏、啤酒酵母、小麦麸、麦芽、甘蓝菜，尤其富含维生素 A 的食物要适量多吃，如猪肝、蛋黄等，以纠正毛囊皮脂角化异常，防止毛囊堵塞。

2. 脂溢性皮炎得了就要终身与其抗争

脂溢性皮炎虽然是一种慢性疾病，但主要治疗目标是清除可见的体征，减少相关的不适症状，如红斑、鳞屑、瘙痒。但因为脂溢性皮炎与皮肤本身的状态相关，易复发，可能需要重复或者长期地维持治疗，在容易发病的时间段也一定要坚持治疗。但脂溢性皮炎的症状可以控制、甚至完全消失，平时注意预防，可以减少脂溢性皮炎的复发，所以说是终身抗争不太合适，更多的是要保持良好生活习惯，积极防治脂溢性皮炎的发作和加重。

五、如何预防脂溢性皮炎的发生？

（1）忌食荤腥油腻，少食甘甜，辛辣以及浓茶，咖啡，酒等，多吃水果、蔬菜。

（2）生活规律，睡眠充足，保持大便通畅。

（3）避免搔抓、烫洗，不用刺激性强的肥皂外洗。

（4）护肤产品需要选择温和、成分纯净的产品，避免使用动植物油脂或者矿脂类高封闭剂的产品。

（5）做好防晒，减少外界刺激，维护皮肤表面的菌群平衡。

（严伊宁）

第二十节 "斑斓世界"之色素性皮肤病

一、为什么每个人肤色不一样

黑素细胞是表皮细胞的结构之一，其数量与部位、年龄有关，而与肤色、人种、性别等无关。黑素细胞内独有的细胞器——黑素小体是产生黑素的场所。

但是黑素细胞的密度并不决定皮肤的颜色，正常肤色的主要决定因素是黑素细胞的活性，即黑素产生的质和量；同时也有赖于黑素小体有序地从黑素细胞转运到角质形成细胞；另一个决定因素是黑素小体转运到角质形成细胞后的降解速率，这与黑素小体的大小有关，深色皮肤比浅色皮肤黑素小体更大，含有更多的黑素，转运到角质形成细胞后，深色皮肤的黑素小体呈单个散在分布并降解得较慢，浅色皮肤则反之。

酪氨酸酶的活性以及紫外线的照射影响黑素的合成，当酪氨酸酶活性增高和紫外线的照射时，皮肤颜色也会加深。

二、皮肤色素的改变与哪些疾病相关呢？

色素性皮肤病分为两种，一种是色素增多性疾病，另一种是色素减少性疾病。

常见的色素增多性疾病有黄褐斑、咖啡斑、雀斑、脂溢性角化、太田痣、褐青色痣等。白癜风是色素减少性疾病的代表。

三、常见色素型皮肤病的临床表现和防治

1. 黄褐斑

黄褐斑是常见于面部的、对称的、不规则形的色素沉着斑，呈蝴蝶状，所以中医也称它为"蝴蝶斑"（图 2-25）。皮损边界清楚或不清，表面光滑，无自觉症状。多见于有色人种的青年和中年女性。一般春夏季节日晒后加深，秋冬季皮损有所消退。中医认为本病多以肝、脾、肾三脏失调、气血不能上荣于面部而发病。西医中，黄褐斑的发病机制尚不明确，一般认为本病的发生与紫外线照射、滥用化妆品、妊娠、内分泌紊乱、口服避孕药、过度疲劳、某些慢性病、遗传、人种等相关。受累的皮肤中黑素细胞产生过多的黑色素。皮肤屏障功能破坏、炎症反应、血管增生扩张在黄褐斑发病过程中也起到了重要作用。

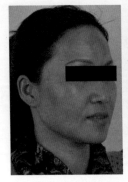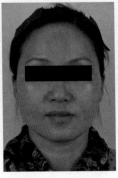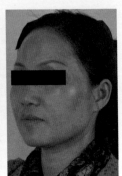

图 2-25　黄褐斑

　　预防黄褐斑要做好：避免过多日晒，外出时应涂抹防晒霜，或做好物理防晒；严禁滥用化妆品；育龄妇女尽量避免口服避孕药；调畅情志，保持愉快的心情。

　　黄褐斑的治疗可以遵循医嘱口服或者外用药物，同时还可以配合光电、化学焕肤、中胚层的治疗。也可根据中医病因病机口服中药，还可配合针灸进行治疗。

　　2. 咖啡斑

　　咖啡斑又称咖啡牛奶斑，因其斑的颜色像咖啡和牛奶均匀的混合色而得名，表现为浅棕色至深棕色边界清晰的色素沉着斑，大小形状不一，常于出生或出生后不久发生，好发于面部及躯干部（图 2-26）。

　　防晒和避光对于咖啡斑并不能达到治疗效果，咖啡斑的增大是与个体的生长有关，并不能人为控制。等到身体停止增长时，斑的面积便不会在继续扩大。可以选择激光进行治疗，如 Q 开光激光和脉冲染料激光等，治疗效果有较大的个体差异，有可能复发。

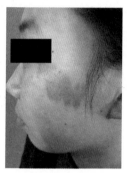

图 2-26　咖啡斑

3. 雀斑

雀斑是一种常见于面部，以鼻部和面颊为著，典型皮损为淡褐色至褐色针尖至米粒大小斑点，圆形、卵圆形或略不规则，散在分布，互补融合。雀斑与遗传相关，受紫外线照射影响，常春夏季加重，秋冬季减轻（图 2-27）。

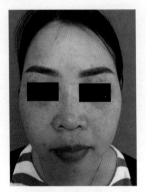

图 2-27 雀斑

预防雀斑的最佳方法就是避免日晒，外出时做好防晒。目前常用的治疗方法是采用激光，有较好的疗效。

4. 脂溢性角化

脂溢性角化又叫老年斑，是皮肤退行性变的表现，呈分散的棕褐色或深褐色斑块，圆形或卵圆形，大小不等，扁平或者是突出于皮肤表面，手背，面部，背部都会出现。主要见于 40 岁以上成年人，其发病率随着年龄的增加而增加，因此又称为老年斑。一般来说老年斑是衰老皮肤上产生的顽固色斑，是皮肤衰老的一个特征，当然也会因为紫外线照射而提前产生。其发病原因与皮肤老化和紫外线伤害有密切关系，会因紫外线而诱发或是加重（图 2-28）。

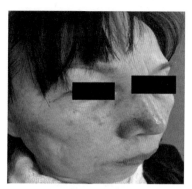

图 2-28　脂溢性角化

老年斑该如何治疗呢？首先，不要抠抓，也不要随便涂抹药膏。一旦有损伤或者激惹（摩擦、药物等），可出现瘙痒疼痛等不适症状，皮肤还有可能会增厚变粗糙。老年斑一般不需治疗，有美容需求者可前往医院就诊，必要时可行冷冻、激光、电灼等方法。老年斑虽然治疗容易，但是如果没有做好防护措施，在长过的部位可能会再次出现！所以治疗后也需要做好防护。

5.太田痣

太田痣通常由针尖至数毫米大小斑点融合而成，在斑中偶有结节表现。色素斑可为蓝灰色、青灰色、灰褐色、黑色或紫色，边界不规则，色素不均匀，常单侧受累。太田痣的发病机制尚未明确，可能与遗传、雌激素调节紊乱和神经精神因素有关。太田痣的蓝色、蓝灰色是由于真皮内黑素细胞产生的黑色素所致，可能由于在胚胎发育期间，黑素细胞由神经嵴向表移行时，由于某种原因未能通过表皮与真皮的交界处，停留在真皮内而形成的病变（图2-29）。

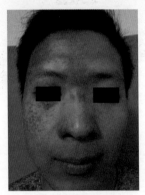

图2-29　太田痣

太田痣因为严重影响容貌，往往给患者造成了心理负担，所以对于太田痣的治疗往往基于美容效果来考虑。激光治疗太田痣具有创伤小、恢复期短、疗效好、安全等优势。

6. 白癜风

白癜风是一种获得性色素脱失性疾病，全身皮肤任何部位皆可能发生，含黑素细胞的眼、耳亦可发生，表现为斑块状色素完全脱失或色素部分缺失，形状近圆形或不规则形，数目不等，边界多清楚，白斑上的毛发甚至都失去色素变成白色。多见于面、颈、肢端等暴露部位或易摩擦部位

（图 2-30）。

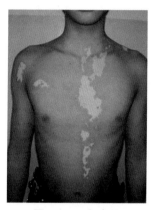

图 2-30　白癜风

中医药治疗白癜风有其独特的优势，选用内治和外治，以扶正祛邪、标本兼治、内外结合为总则，以调和气血、疏通脉络为治法。外用药选择上，中医也有其特色，包括中药酊剂、霜剂、散（粉）剂外擦和中药外洗等药物疗法，还有针刺（火针、梅花针）、拔罐、穴位埋线、艾灸、刮痧、自血局部注射等非药物疗法，具体治疗方案请在医生指导下进行。

西医治疗白癜风可以在医生指导下选择激素治疗，并结合光疗紫外线照射，对于白癜风有一定效果。皮损数目不多且无瘢痕体质的患者，可以考虑手术自体表皮细胞移植等治疗方式。

（王　晶）

第二十一节　皮肤也会得癌症

对于皮肤，我们平时并不怎么在意，因为我们觉得不会对我们的健康产生很大的影响，但是我们不知道的是，皮肤也会发生癌变，严重时也会威胁到我们的生命。

一、什么是皮肤癌？

皮肤癌即皮肤恶性肿瘤，根据肿瘤细胞的来源不同而有不同的命名根据他们的产生的部位不同，我们又将他们划分为基层细胞癌、鳞状细胞癌以及黑素瘤。因为黑素瘤最严重，所以我们一般将前两种细胞癌统一归类为非黑素瘤皮肤癌。

二、为什么会得皮肤癌？

（1）日常暴晒与紫外线照射（图 2–31）。

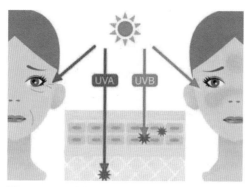

图 2-31　日常暴晒与紫外线照射易导致皮肤癌

（2）化学致癌物质，如沥青、焦油衍化物、苯并芘等长期刺激。

（3）放射线、电离辐射。

（4）慢性刺激与炎症，如慢性溃疡、经久不愈的瘘管、盘状红斑狼疮、射线皮炎等。

（5）其他，如免疫抑制阶段，病毒致癌物质等。

中医学认为本病究其病因无外乎内外，内为脏腑功能失调，外为六淫之邪入侵，内外之邪交结日久，内耗阴血，夺精灼液，以致肝血枯燥，难荣于外，肺气失养，皮毛不润，终致皮生恶疮。其病理机制，一为正虚，年老体弱，阴阳失调，气血不足，肌肤失养；二为气滞血瘀，郁怒忧思，肝气郁结，气血瘀滞，阻于肌肤；三为湿浊，饮食厚味，醇酒炙博，壅塞脾胃，运化失司，湿浊内生；四为外邪入侵，风、毒、燥、热、寒、暑等外邪入侵。

三、它有哪些临床表现？

1. 皮肤无端经常出现溃疡

当皮肤无端出现溃疡，并且经历了一段时间仍然没有消失的迹象，那么就需要去医院进行详细的检查了。溃疡的形状不一，其特性也不同。有的呈结节样、乳状或菜花状，向深部侵犯较小，基底可移动，有的呈蝶状，向深部浸润较明显，破坏性大，常累及骨骼。

2. 皮肤出现红色鳞状斑块，并伴有出血的症状

基底细胞癌起病时常无症状，初期多为基底较硬斑块状丘疹，有的呈疣状隆起，而后破溃为溃疡灶改变，不规则，边缘隆起，底部凹凸不平，生长缓慢，多单个发生，好发于面颊部、鼻梁及鼻两旁，该肿瘤常无自觉不适，基底细胞癌虽然是恶性的，但转移者极少，先发生边缘半透明结节隆起浅在溃疡，继之渐扩大，可侵袭周边组织及器官，成为侵袭性溃疡。

3. 皮肤出现类似于痣的黑色区块

当身体的某个皮肤部位出现类似于痣的黑色区块的时候就需要格外地注意了，因为这很可能是黑色素瘤的外化表现。这些区块通常是呈现不对称的形状，有不规则，扇形或界限不明确的边界，会随着时间的推移产生大小、形状、颜色等方面的变化。

四、中西结合治疗皮肤癌

本病中医辨治尤其要注意肝、脾、血热、血燥、血虚以及湿毒痰浊。脾虚痰凝型可予羌活胜湿汤加减；血瘀痰结型可予活血逐瘀汤加减；血热湿毒型可予除湿解毒汤化裁；肝郁血燥型可予丹栀消遥化裁。

西医治疗主要是以下几种：

1. 手术治疗

（1）手术疗法适用于各期皮肤癌，可采用外科手术将肿瘤全部切除。

（2）淋巴结清扫：鳞癌手术切除后的选择性区域淋巴结清扫术很难决定。预防性清扫不是最必需的选择，而应依据患者的年龄、癌的发生部位、浸润程度和癌细胞分化程度做出最佳决策。

2. 放化疗

放射疗法适用于已有或可能有淋巴转移的部位，作为手术前后的辅助治疗。化学疗法是作为治疗皮肤恶性肿瘤的一种全身性辅助治疗。但只可用于低危险性、表浅型基底细胞癌和低危险性的原位鳞状细胞癌。

3. 靶向粒子治疗

通过对癌细胞进行固定，然后对体内进行 ^{125}I 粒子的置入，通过放射性进行精准定点治疗。

五、如何预防皮肤癌

1. 防晒

皮肤癌的发生与太阳的过度照射是有很大关系的，过强的紫外线是会诱发皮肤癌发生的，因此，为了防止这种疾病的发生，大家平时一定注意做好防晒工作，外出时要注意做好全面的防晒措施，这样可以有效地降低皮肤癌的发生概率。

2. 维生素

为了更好地预防皮肤癌的发生，大家在日常饮食方面也要多下功夫，平时大家应该多吃一些富含维生素的食物，尤其是要多给身体补充一些维生素 A，这种营养物质对于预防皮肤癌是十分有效的，大家平时一定要多加注意。

3. 有病早治疗

大家在日常生活中如果出现了一些皮肤疾病一定要尽早进行治疗，这也是预防皮肤癌的一种有效措施，如皮肤出现了溃疡、炎症、烧伤瘢痕等疾病后一定要尽早采取治疗措施，以免诱发皮肤癌的发生，这应该是大家都不愿看到的。

4. 多锻炼、增强身体抵抗能力

适当的体育锻炼对于预防皮肤癌的发生也是十分有效的，大家平时应多进行一些有氧运动，如快走、慢跑等，这些运动都可以有效地提高自身的免疫力，从而可以起到预防

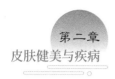

皮肤癌发生的效果。

（刘　毅）

第二十二节　性病的皮肤表现

一、梅毒的皮肤表现

梅毒根据病程可分为一期梅毒、二期梅毒和三期梅毒（晚期梅毒），每个阶段的特征及破坏程度与传染性均不相同。

1. 早期症状

（1）早期后天梅毒，指的是后天梅毒的一期、二期，病程＜2年，患者主要表现为硬下疳和硬化性淋巴结炎，未经治疗或治疗不及时可出现皮疹、骨关节病变、眼部病变、神经系统病变及其他脏器病变等多系统表现。

（2）早期先天梅毒，2岁内诊断，病变类似于成人的严重二期梅毒。皮肤黏膜损害如皮肤干燥、皱纹、斑疹丘疹、水疱或大疱脓疱、表皮脱屑、瘀点、黏膜斑和扁平湿疣等。

2. 典型症状

（1）获得性梅毒（表2-5）

表 2-5　获得性梅毒的分期

	一期梅毒	二期梅毒	三期梅毒
起病时期	常在感染后 2 或 3 周左右开始发病	常发生在硬下疳消退 3~4 周（感染 9~12 周后）	早期梅毒未治疗或治疗不充分，经过 3~4 年（最早 2 年，最晚 20 年）
特征表现	硬下疳、腹股沟淋巴结肿大	梅毒疹、全身表现	梅毒瘤、骨梅毒、神经梅毒
传染性	硬下疳传染性极强	传染性强	传染性弱

①一期梅毒主要表现为硬下疳和淋巴结肿大。硬下疳：起初表现为外生殖器的小红斑，男性多见于阴茎龟头、包皮及系带，女性多见于阴唇、会阴及子宫开口处（宫颈）红斑发生坏死，形成直径为 1~2 cm 圆形或椭圆形无痛性溃疡。因为无痛，所以难以察觉。淋巴结肿大：硬下疳出现 1~2 周后，腹股沟或患处附近淋巴结可明显肿大，但是没有疼痛。

②二期梅毒主要表现为梅毒疹及全身症状。梅毒疹：二期梅毒特征表现，可覆盖全身皮肤和黏膜，甚至是手掌和脚底，梅毒疹可表现为红色或红褐色斑丘疹、斑块等，与普通皮肤病类似，通常不会发痒或仅有轻微瘙痒，有的皮肤黏膜上出现脓疱，溃疡，溃疡可能发生在口腔、咽喉或生殖器。皮疹通常在 2~3 个月自行消退。梅毒扩散到全身：斑片状脱

发、肌肉酸痛或关节肿胀、发烧、喉咙痛、淋巴结肿大、视力下降、看东西模糊等。此外，患者还可出现神经损害，如头痛、呕吐、贪睡、反应迟钝等。

③三期梅毒主要表现为皮肤黏膜损害、骨骼梅毒、心血管梅毒、神经梅毒。其中皮肤黏膜损害大多常于感染后 3~5 年发生，皮肤损害倾向于局限化、成群发生，具破坏性，预后遗留瘢痕。有两个主要型别：①结节性梅毒疹，发生在头面部、肩部、背部，表现为呈簇状排列的铜红色结节；②梅毒瘤（梅毒性树胶肿），三期梅毒标志，是梅毒破坏性最大的一种损害。典型损害为 2~10 cm 的马蹄形溃疡，边缘锐利，表面有黏稠树胶状分泌物。口腔黏膜损害可导致发音、吞咽困难，眼部皮肤黏膜损害可出现眼痛、视力障碍，甚至失明等。

（2）先天性梅毒

先天性梅毒是指母亲患梅毒，在怀孕时或生产时传染给胎儿或新生儿。先天性梅毒增大了新生儿死亡及并发症风险。先天梅毒新生儿常为早产儿，发育营养差、消瘦、皮肤松弛，貌似老人，哭声低弱而嘶哑，躁动不安。除此之外皮肤黏膜损害多在出生 3 周后出现，也可能出生后即有。手掌、足底等部位出现各种类型皮疹，口周和肛门周围常形成皲裂。

二、淋病的皮肤表现

男性患者主要表现为尿道口有脓性分泌物流出，常伴有尿道痛等症状。女性主要表现为宫颈炎，阴道有脓性或者血性分泌物流出；因早期女性症状表现不明显，如未经重视延误病情，可引起淋菌性盆腔炎，从而导致不孕、宫外孕等（表2-6）。

表2-6　淋病的分类

分类	典型症状
成人男性淋病	a.开始表现为尿道口灼热发痒、红肿，有少量黏液分泌物流出。 b.几天后症状加重，分泌物变为黄白色脓性，且量增多。可有尿痛、排尿困难等尿道刺激症状。 c.一般全身症状较轻，少数患者可有发烧、全身不舒服、不想吃饭等症状。 d.若未给药治疗，一般10~14天后症状逐渐减轻，1个月后基本消失。但是需要注意的是此时并不是痊愈病菌可继续沿生殖道上行。
成人女性淋病	a.60%的女性感染淋病后无症状或症状轻微，表现为宫颈炎尿道炎、尿道旁腺炎、直肠炎、前庭大腺炎。 b.淋球菌性宫颈炎最常见，表现为黏液性分泌物转变为脓性，宫颈口红肿、触痛。 c.淋球菌性尿道炎尿道旁腺炎表现为尿道口红肿，有压痛及流脓性分泌物，有尿频、尿急、尿痛等症状。 d.淋球菌性前庭大腺炎表现为单侧前庭大腺红肿、疼痛，严重时可形成脓肿，伴有全身症状。

续表

分类	典型症状
幼女淋病	表现为外阴阴道炎，外阴及肛门周围红肿，阴道有脓性分泌物，可伴有尿痛等刺激症状。
淋球菌性结膜炎	a. 成人常因直接接触自身分泌物或者间接接触含有淋球菌污染的物品所致，多为单侧。b. 新生儿大多数为母亲产道感染，多为双侧。 表现为眼睛充血水肿，脓性分泌物较多。严重时角膜可发生溃疡、穿孔，甚至导致失明
淋球菌性咽炎	a. 多见于口交者。大多数患者没有症状，有的表现为咽干、咽痛、吞咽痛，咽部有脓性分泌物。 b. 偶尔可伴有发烧、颈部淋巴结肿大等。
淋球菌性肛门直肠炎	a. 多见于肛交者，如男性同性恋。部分女性可由淋球菌性宫颈炎的分泌物直接感染肛门直肠所致。 b. 症状轻者仅有肛门瘙痒和烧灼感，排出黏液和脓性分泌物。重者表现为排便不尽感，可排出大量脓性及血性分泌物
淋球菌性皮肤感染	临床上较少见，多由尿道分泌物污染其他部位的皮肤所引起，如在龟头、手指等处发生小脓疱或溃疡。
播散性淋球菌病	罕见，是淋球菌侵入血液导致的淋球菌菌血症患者常有寒战、发热、身体不适等症状；最常见的是关节炎皮炎综合征，手指、腕和踝部小关节有出血性或脓疱性皮疹，出现关节痛、化脓性关节炎或腱鞘炎。

（周　蓉）

第二十三节 "小毛病"大问题

小毛病，是我们日常口语中形容问题不大的一个常用词。自古以来，毛发疾病并不受人重视。但从教科书上仅仅三页的内容，到2000多页的专著。从无人问津的小毛病到专门的毛发门诊和满大街的植发机构。

它，真的还是小毛病吗？

当然不是！每个人都想拥有一头浓密又好看的头发，当有脱发困扰时，虽然不会危及生命那么严重，但是严重影响头发的美观，甚至给患者带来很大的心理伤害。提起脱发，大家都是恨之入骨的，同时也都是处于非常焦虑的，那么关于脱发你又了解多少呢？

什么是脱发？

一般来说，正常人每天都可以有不同程度、不同数量的头发在脱落，但这种脱发并不是病，只有当一个人的头发每天脱落数量超过100根时，或者说某一部位出现明显脱落，就可称为病态脱发。

脱发疾病主要分为非瘢痕性和瘢痕性，前者包括雄激素性脱发、斑秃、休止期脱发、拔毛癖、牵拉性脱发和梅毒性脱发等。后者主要包括盘状红斑狼疮脱发、毛发扁平苔藓、脱发性毛囊炎等。临床常见的脱发主要包括雄激素性脱发和斑秃。

那就先说说雄激素性脱发吧。

在皮肤科门诊中，可以说 95% 的脱发患者都是"雄激素性脱发"，以男性为主，多在 20~40 岁。雄激素性脱发对患者来说绝对是一大"噩梦"，有人因它形成"地中海"，有人因它形成大脑门等。

像图 2-32 这种脱发，我们可以看到患者额角发际线明显后移，头顶也是几乎没有头发，呈"地中海"状，头发稀疏、松软，我们称之为男性雄激素性脱发。

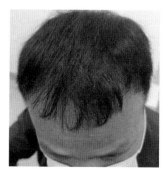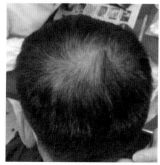

图 2-32　男性雄激素性脱发

而像图 2-33 这种脱发，头顶稀疏，头发呈弥散性脱落，发质油腻（或干枯），但是发际线并未见明显后移，额角头发也很少脱落，我们称为女性雄激素性脱发。

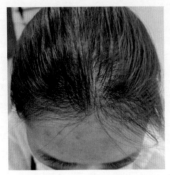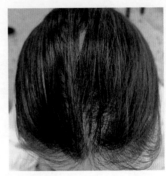

图 2-33　女性雄激素脱发

　　雄激素性脱发一般都有遗传倾向，大量调查研究表明，雄脱患者中有家族遗传史的占 53.3%~63.9%，父系明显高于母系。且平常劳累过度、压力过大、过度房事、经常熬夜、作息不规律等都可能诱发本病。因此我们平时也要注意生活规律，避免熬夜、用脑过度，保持心情舒畅，避免压力过大等。

　　当然，出现了脱发问题也不要过度焦虑，可以选用生发止痒膏外洗控油、止痒、去屑及红灵酊外涂，每日 1 次，2%~5% 米诺地尔酊外涂，也可以选取苦参、侧柏叶、黄柏、丹参等行中药熏洗治疗，每日 1 次。严重影响生活时积极前往皮肤科专科就诊，必要时也可进行毛发移植手术。

　　比起雄激素性脱发，斑秃对你来说可能没有那么熟悉，平时我们了解到的头发逐渐脱落的情况是很常见的，但是头发突然脱落了一把比较少见，浓密的头发中间突然多了一块

"空地"，不痛不痒，只是影响美观，听起来着实吓人，像这样的我们基本可以认定是斑秃（图2-34）了。

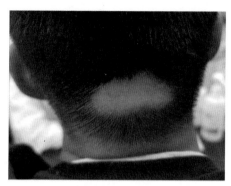

图2-34　斑秃

斑秃不仅仅发生在头部，它可以发生于身体任何部位，如眉毛、胡须等处。

斑秃，俗称"鬼剃头"。是一种常见的炎症性非瘢痕性脱发。目前认为斑秃可能与自身免疫、遗传、神经精神因素、内分泌失调等因素有关，约25%的患者有家族史，神经精神因素被认为是重要的诱发因素。

大家也不要认为得了斑秃就是得了什么不得了的病一样，我们可以用鲜毛姜（或生姜）切片，烤热后涂擦脱发区，每日数次。或以人参叶、侧柏叶、毛姜、白鲜皮各12 g，放入1斤高粱酒中浸泡一周，开封后用棉签蘸取涂擦患处，每日3~4次。在平时的饮食中我们可以注意多食用一些生发食物，如大豆、黑豆、黄豆、黑芝麻、蛋类、禽类、新鲜蔬菜、水果、牛骨汤、排骨汤等。必要时请于皮肤科专科就诊治疗。

我们对待毛发也应像对待身体一样，呵护它、保养它，每一根头发都是你茂密的"森林"中的一棵"树木"，不要把每一根脱落的头发当作理所当然，因为不知道哪一天你就秃了头。

小"毛"病，大问题。面对脱发问题，我们要早期诊断及早期治疗。

（张予晋）

第三章

调理好身体的五脏六腑，养肤护肤要从每天做起

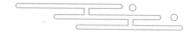

《道德经》十三章有载：何谓贵大患若身？吾所以有大患者，为吾有身，及吾无身，吾有何患？故贵以身为天下，若可寄天下；爱以身为天下，若可托天下。

这句话的意思是：什么叫作重视身体如同重视大的祸患一样？我之所以会有大的祸患，是因为我有身体存在，如果没有这个身体，我怎么会有大的祸患呢？所以，把天下看得和自己的生命一样宝贵的人，才可以把天下的重担交付于他；爱天下和爱自己的生命一样的人，才可以把天下的责任托付与他。

古往今来，重视自己身体的人，才能被委以大任；俗语也说道"身体才是革命的本钱"，可见身体是何等宝贵，它才是革命的本钱，是一切事物的基础。

但是在快节奏的都市生活中，大多数人们却被"亚健康"所困扰，而"亚健康"所伴随而来的面色晦暗无光，松弛下垂显老态，甚至女性一些妇科问题都严重影响了人类的工作状态，甚至情感生活，那如何做到远离"亚健康"，拥有健康的身体与皮肤状态，就需要我们注意调理好身体。

第一节　养成良好的卫生习惯，要三勤五防

古人云"一屋不扫，何以扫天下？"

毛主席很讲卫生，烟抽得厉害，但从未乱丢过一个烟蒂，甚至烟灰都不掉到地上；著名作家老舍先生虽有腿病，

但每天坚持打扫室内、院子，稿子中如果有废掉的，都是起身走几步丢进纸篓。

在平时的生活中良好的卫生习惯不仅能够让我们对抗病毒的侵入，也可以体现出良好的思想品德和行为能力，是一个人走向成功的标志，是其精神风貌、意志品质的集中反映，具有良好的卫生习惯也会一直陪你终生，让你受益终生，而坏的卫生习惯会贻害终身甚至染上疾病走向死亡。做到三勤五防也是我们养成良好的卫生习惯第一步。

一、勤洗手

在平时的生活中，我们不仅要养成用流动水洗手的习惯，还应学会七步洗手法：

第一步：洗手掌。流水湿润双手，涂抹洗手液或肥皂，掌心相对，手指并拢相互揉搓；

第二步：洗背侧指缝。手心对手背沿指缝相互揉搓，双手交换进行；

第三步：洗掌侧指缝。掌心相对，双手交叉沿指缝相互揉搓；

第四步：洗指背。弯曲各手指关节，半握拳把指背放在另一手掌，双手交换进行；

第五步：洗拇指。一手握另一手大拇指旋转揉搓，双手交换进行；

第六步：洗指尖。弯曲各手指关节，把指尖合拢在另一手掌心旋转揉搓，双手交换进行；

第七步：洗手腕、手臂，双手交换进行。

二、勤通风

1. 增加室内氧气

经常开窗通风，可以置换室内的混浊空气，保持空气的清新度，使人体感到精神爽朗。在门窗紧闭的状态下，空气中会存在大量二氧化碳。在睡眠状态下，一个人一晚上会呼出 200 升二氧化碳，如果在此时门窗紧闭的话，房间里的氧气浓度会逐渐降低，容易导致大脑缺氧，严重影响身体健康，所以勤开窗，多通风可以帮助增加室内空气中的氧气含量。

2. 保持空气清新

在长时间不进行通风的室内，会出现一股难闻的刺鼻味道，这种情况下很容易导致头晕、恶心以及胸闷等情况，对人体健康具有威胁，经常开窗保持空气流通，也有利于排出室内的有害气体，保持室内空气的清新，减少疾病的发生。

3. 消毒杀菌除尘

开窗通风是可以将一些病毒以及细菌等给排出去，还能使更多阳光照进室内，将室内的一些有害的物质消灭，或者是加快这些有害物质落地的速度，减少一些呼吸道疾病的发生。这是一种比较简单，而且很有效，很经济的消毒的方法。

当然，我们也要选择在适当的时间内开窗通风，如早起后，室内的空气含氧量降低，而且整理床铺时，尘螨、皮屑等乱飞，这时的房间就急需通风换气；打扫时房间时，室内的灰尘、细菌、尘螨等物质会飘浮在空中，这时也可开窗通风来降低室内污染物的浓度；还有睡前半小时如果天气适宜时，也可开窗15分钟左右，增加室内空气中的含氧量，有利于睡眠。

三、勤运动

"动则不衰"是中华民族养生、健身的传统观念。虽然大多数人不能具体地说出运动到底好在哪里，但是，几乎每个人都知道，经常锻炼会有一个好身体，不易得病而且精神好。其实勤运动的好处主要在于可以增强身体机能，减少体内的脂肪含量，增加平时的速度，耐力与柔韧度；促进肌肉纤维的生长，练就更好的形体，还可以让新陈代谢更加旺盛，延缓衰老，最重要的是运动可以增强自身的抵抗力，提高抗病能力。

四、所谓"五防"

除了做到"三勤"勤洗手，勤通风，勤运动外，我们还要做到有效的防护，如防暴晒、防蚊虫、防虱子、防螨虫、防疥疮。尤其是防晒工作一定要做好，在皮肤科经常接待有晒伤，光感性皮炎的患者，前者其表现就是严重暴晒后皮肤产生灼热感，出现红斑甚至水疱。而后者则是对紫外线过敏，在暴露部位出现丘疹，水疱，斑块等，还伴随瘙痒刺痛。紫外线号称"皮肤杀手"，紫外线中的 UVA 容易损伤皮肤真皮层，破坏纤维组织，从而使皮肤趋向老化，形成皱纹。而 UVB 则易对表皮造成损伤，引起皮肤变黑、发红、发炎、形成色斑，甚至诱发皮肤癌。皮肤作为我们人体最大器官和第一道防线，我们一定要好好保护它。

（刘　毅）

第二节　注意饮食养生，合理平衡饮食

饮食的平衡对于我们人体的健康也是非常的重要的，如果我们大家在生活中不注意饮食的平衡，那么对于身体的健康也是不利的，尤其针对皮肤的伤害是最大的。因为皮肤覆盖全身，它能抵抗各种外界对于内部组织的伤害，起到至关重要的屏障作用，保持人体内环境的稳定，也参与着人体的代谢过程。皮肤对于人体而言很重要，所以我们吃到人体内的食物也会作用到皮肤上。

一、三类食物对于皮肤的伤害

1. 糖

（1）吃糖，胶原蛋白会牺牲：血液中含有的糖分会破坏皮肤的蛋白质，容易使皮肤产生皱纹，加工食品中的糖分就是"罪魁祸首"，假设糖分摄取过多，无法完好被消化代谢，一部分糖就会附着在真皮层的蛋白质上，使蛋白量蜕变，这个进程被称为糖化作用，担任坚持肌肤弹力的胶原蛋白首先受害。

（2）吃糖，痘痘大军会突袭：事实证明，吃糖会令人开心，但是同时胰岛素也会释放更多，使得身体内雄性激素猛增，皮脂分泌也会跟着增长，这是痘痘形成的主要原因之一。

（3）吃糖，美白成为难题：在黑色素的发育过程中，酪氨酸酶碰到糖便会转化成黑色素，吸收糖分等于给黑色素注射了生长激素，促进了它的形成。所以，糖分将会是美白大道上的绊脚石。

2. 辣

（1）吃辣，造就敏感肌：国内外专业的护肤医师团队曾在我国云贵与四川地区开展了一项关于敏感肌肤的测试，发现这些地区居住或者生活的人敏感性肌肤的比例高于我国其他地域，专业医师认为，这与这些地方的人饮食结构与喜好有很大的关系，因为辣椒种含有辣素，过量吸收便会造成肌肤的敏感。

（2）吃辣，皮肤会变干：有一项新加坡的研讨表明，在香料加工厂，有 26% 的工人都会感到表皮灼热和枯燥，这也是因为辣素，他们长期研磨辣椒和胡椒释放出辣素，会导致表皮角质层含水量的减少。

（3）吃辣，形成痘痘肌：皮肤科经常会出现粉刺痤疮的病患，一般医师都会建议这类的患者忌口，忌吃辛辣。因为大部分痘痘的产生都源于体内湿热，吃辣过度则会加重体内湿热，让痘痘变大变严重，甚至引起内分泌不调的情况。

3. 素

（1）不吃肉，形成肌肤炎症：脂肪是加大细胞组织的必要成分，适量的脂肪吸收，会起到抗氧化的作用。而很多素食爱好者为避免摄取脂肪，而弃肉从素，其实这样不对，没有油脂摄入的肌肤，不但会失去弹性变得衰老，更会出现各类炎症。

（2）喝果汁，老化真凶：很多素食主义者，不但饮食上发生了改变，甚至把普通饮用水换成了果汁，因为多吃水果对身体有益甚至对皮肤也好，但是很多水果本身就是高糖分，过度摄取不仅不会让皮肤变好，还会产生糖化作用，导致色素沉着，痘痘肌和胶原蛋白的流失。

二、饮食习惯的好坏对于皮肤的影响

1. 不利于皮肤的饮食习惯

（1）吸烟。吸烟等于将四千余种致癌物质和毒物吸入体内。

（2）喝咖啡，碳水饮料等。大量的咖啡因、碳酸、合成焦糖会促进人体老化，积累体内脂肪，促进激素分泌。

（3）暴饮暴食。过量的饮食会产生过量的活性氧，导致皮肤老化，还会对胃部造成负担，引起消化不良的反应。

（4）饮食不规律。人体应该适时供应能源，一天一顿或者一天多顿都是给肠胃增加负担，造成疾病的诱因。

（5）挑食。想要拥有健康的肌肤必须营养均衡——蛋白质，碳水化合物，脂肪，无机物和维生素缺一不可。

（6）饮酒。酒精在人体内新陈代谢的过程中会产生一种叫醛酯的物质，它会损坏细胞膜，破坏细胞。甚至有很多酒精过敏和中毒者身体上皮肤产生发红，毛孔变大，后期变得粗糙。

2. 有利于皮肤的饮食习惯

（1）适量饮水。人体组织液内含水量达到72%，成年人体内含水量为58%~67%，当人体水分减少时，会出现皮肤干燥，皮脂腺分泌减少，从而使皮肤失去弹性，甚至出现干纹和细纹，后期出现静态皱纹。

（2）常吃富含维生素的食物。维生素对于防止皮肤衰老，保持皮肤细腻滋润有着重要作用。有日本学生发现维生素 E 能够破坏自由基的化学活性，从而抑制皮肤衰老，有着抗衰的作用，那含有维生素 E 的食物有卷心菜、葵花籽油、菜籽油等。还有维生素 A、维生素 B_2 也是皮肤光滑细润不可缺少的物质。

（3）多吃含铁质的食物。皮肤想要散发出光泽和红润，人体就需要供给充足的血液，铁是构成血液中血红素的主要成分之一，所以应该多吃含铁质的食物，如动物内脏，蛋黄，海带，紫菜等。

（4）增加胶原蛋白和弹性蛋白食物的摄入。胶原蛋白能使细胞变得饱满，从而使肌肤变得充盈，减少皱纹的产生。而弹性蛋白可使人的皮肤变得吹弹可破，细腻光滑。含有胶原蛋白和弹性蛋白的食物有猪蹄、凤爪、动物筋腱和猪皮等。

（刘　毅）

第三节　养颜通便助养颜

在快节奏的生活和日益严重的环境污染中，现代人越来越重视自身的健康和皮肤的保养，有专家指出，人体需要及时排除体内的有害物质及过剩营养，保持五脏和体内的清洁，才能保持身体的健康和肌肤的美丽。"排毒养颜"是个全民话题，不同的人群有着不同的工作压力和体质，同样是身体有毒素，但是排毒养颜的方式也是不一样的。所以在给身体排毒的时候一定要注意看好自己是何种中毒的人群，然后自己对症下药，找到适合自己的排毒养颜办法，这样才会达到排毒养颜的目的。

一、青少年排毒

处于青春期的少男少女们自身新陈代谢最为旺盛时期，一般是保证睡眠、多做运动和注意饮食搭配就可以达到排毒养颜效果。

1. 优质睡眠，是最好的排毒药方

长期熬夜晚睡，睡眠不足会让你的身体代谢减慢，内分泌失调，导致各种肌肤问题出现。优质的睡眠不仅能促进体内净化进程，还能加速肝脏造血，补气养血，全面强健身体器官的各种机能，让身体循环代谢加速，毒素自然无法停留体内。因此，建议在假期也不要熬夜狂欢，在规律的生物钟下，能更好地为排毒行动画上完美的句点。

2. 借助流汗，能有效排除毒素

流汗是排除皮下毒素的好方法，随着汗液的排出，会加速血液循环，促进新陈代谢，在毒素就会随着汗液同时排出，因此，不妨加强有氧运动，不爱运动或体质较弱的青少

年可以进行每周两次 30 分钟以上的慢跑或快步走，而适当泡温泉，蒸桑拿也可以起到流汗排毒，净化毛孔和排毒的作用。

3. 搭配合理饮食，更能排毒养颜

排毒养颜所选择的食物和食用方法都很简单。一般来说，正常人每份大小按个人食量来定，只要营养比例正确即可。搭配适量运动便可满足一般青少年的排毒需要，但是对于自身排毒功能略差的青少年建议在运动和调配饮食的同时搭配更有助于肠道蠕动、清理肠道垃圾毒素的作用的食物，达到快速排毒、美容养颜的效果。

二、中年女性排毒

中年妇女上有老下有小，还需要承担繁重的家务劳动，中医认为妇女衰老的机制无外乎阴阳失衡，气血失和，脏腑功能失调。所以妇女更应该要学会关爱自己，通畅身体，从而通畅心理，定期的排出体内毒素，调整机体状态无疑会为今天的美丽和明日的健康打下坚实的基础，让小家更加美满。

1. 多饮水促进排毒

排泄是人体排毒的重要方法之一，每天喝足 2 升水可以冲洗体内的毒素，减轻肾脏的负担，是排毒最自然和简便的方法。在早晨起床时喝温开水，还可以促进大小便排出，有清洗大肠和小肠的作用。

2. 多吃纤维素食品促进排毒

便秘是影响排毒的重要因素，而宿便之所以会留在人体内就是因为肠道的蠕动能力不够。平时要多吃些富含纤维质的食物，纤维质中富含纤维素或叶绿素的食物也具有解毒功能，多吃有助于消除体内积累的毒性物质。

3. 多吃水果促进排毒

新鲜水果大都有帮助机体解毒和排毒的作用，被称为体内"清洁剂"，经常吃水果可以将累积于细胞内的毒素溶解，起到中和体内酸性毒素、净化体内脏器、平衡中性体质的作用，而且水果普遍热量较低，不会有发胖的危险。

三、中年男士排毒

中年男士一般承担着一家之主，中流砥柱的位置，平时工作压力、生活压力都非常大，也缺少泪腺排毒，所以定期通畅排毒，调理身体，主要应该注意以下几点：

1. 注意饮食

饮食方面包括 3 个部分：第一在饮食的量上，注意饮食要节制，拒绝暴饮暴食，防止消化不良。第二在食物选择上，尽量选择新鲜的食品，减少加工食品的摄入，避免油腻厚味，保持少盐多醋等。第三在食品种类的选择上，一定注意保持食品的多样，保证能经常吃一些粗糙的食物，帮助消化系统排毒。

2. 保持大便通畅

要常吃多吃粗粮和富含纤维素的蔬菜和水果。纤维素是最好的清肠通便剂，纤维素高的蔬菜很多，但是特别注意的是水果不能代替蔬菜。

3. 多喝水、多运动、多出汗

人体的重量约 60% 是水。多喝水排尿就可以稀释血液中的毒素，减轻肾脏的负担；多运动出汗可以排毒，也可以促进新陈代谢，减少毒素的吸收。

4. 戒烟、节制饮酒

烟酒是造成男士体内积毒最主要最直接的原因，男士排毒养颜最好的办法就是尽量避免和节制饮酒，戒烟，减少刺激性食物摄入。

四、老年人排毒

根据老年期的生理和病理的变化特点，单纯的补益会使气机壅滞，气血不通，并加重毒素在体内的存留。

（1）每天清晨到户外呼吸新鲜空气，排除肺中的痰液，做一次肺部"清扫"工作。

（2）养成天天排便的习惯，使饮食的残渣排泄出去。

（3）多喝水，使体内毒素从尿中排出。

（4）坚持体育运动，在运动中出汗，使毒素从汗液中排出。

（5）多吃排毒食品。

只要人人都学会自我排毒，减少体内毒素的滞留，就能减少疾病，达到养颜的目的。

第四节　养血通便助养颜

古往今来，哪位女性不希望自己年轻漂亮，不希望自己的皮肤光洁柔润？然而，皮肤的保养是要有针对性的。如果是因为营养不足导致皮肤憔悴，便需要加强营养；如果是因为外界刺激造成皮肤粗糙，就要避免刺激。不过，很多女性并不是因为上述原因，而是身体内部的原因造成，解决的诀窍在于养血、通便。

一、养血

中医认为，血是循行于脉中而富有营养的红色液态物质，是构成人体和维持人体生命活动的基本物质之一。《素问·调经论》强调说："人之所有者，血与气耳。"血循脉而流于全身，发挥营养和滋润作用，为脏腑、经络、形体、官窍的生理活动提供营养物质，是人体生命活动的根本保障。人体任何部位缺少血液的供养，都能影响其正常生理活动，造成生理功能的紊乱以及组织结构的损伤。女性天生有生理上的"磨难"月经、怀孕、生产、哺乳，而且在这时有着耗血和失血的特点，女性可以说是最容易贫血或血虚的人群。中医有"女子以血为本"之说，耗血过多或补血不足，都极易引起贫血，贫血是女性健美的大敌。女性贫血，不仅会头昏眼花、心悸耳鸣、失眠梦多、记忆力减退，而且会红颜失色、面色萎黄、唇甲苍白、肤涩发枯，甚至皮肤过早出现皱纹、脱发、色素沉着等。所以，女性美容常需养血，及时纠正贫血状态，使气血充盈，容颜艳丽，身心健康。

那么女人如何补气血？

1. 第 1 步：调脾胃

脾胃是气血生化之源，《灵枢·决气》中有"中焦受气取汁，变化而赤，是谓血"之说，认为血液是通过脾胃运化生成的，脾有统摄血液的功能，所以治疗血证必须重视调理脾胃。饮食调养可多吃南瓜、山药、莲子、扁豆、薏米等健脾益胃的食材。此外，还可煎服"参芪术茶"：取党参 5 克、黄芪 5 克、白术 3 克、淮山药 3 克、升麻 3 克，取其煎煮液 400 克，泡花茶 5 克，冲饮至味淡，有补脾益气、升阳止泻之效。

2. 第 2 步：养肝血

肝藏血，主疏泄，调气机，有助脾胃运化，因此养肝血是调气血的根本。中医认为"肝郁则脾虚"，郁闷暴怒的情绪会损伤肝、脾，导致气血耗伤。此外，"人卧血归肝"，科学研究发现，人在睡眠时，进入肝脏的血流量是站立时的 7 倍。肝脏血流量的增加，有利于增强肝细胞功能，提高解毒能力。因此，切忌生气、熬夜，也不要让身体过度劳累。中医认为"久视伤血"，坐在电脑前工作时，应当特别注意眼睛的休息和保养，防止耗伤气血。

3. 第 3 步：远寒邪

中医认为"血得温则行，得寒则凝"，寒邪会让血液瘀滞，经络不畅，气血生化受阻，极易导致关节病变、肠胃不适或诱发咳嗽。冬季出门，务必戴好帽子、手套、围巾等，在家要忌食寒凉、温水泡脚、勤做按摩。老人气血常不足，要更加注意。

4. 第 4 步：食药膳

补气可食"四君子汤"，此方出自宋代《太平惠民和剂局方》，有益气健脾之效。取人参 10 克、白术 9 克、茯苓 9 克、炙甘草 6 克，与羊肉炖食即可。补血可用"四物汤"。此方最早出自唐代蔺道人所著的《仙授理伤续断秘方》，是中医养血的经典药方。取白芍、当归、熟地黄、川芎各 9 克，放入 250 毫升水中，煎至 150 毫升时，空腹热服。

5. 第 5 步：多运动

运动是调养气血必不可少的环节，有助于脾胃将营养物质转化为气血，让人吃得香、睡得好。此外还能疏通经络，促进气血运行。平时可选择一项自己喜爱的运动，如慢跑、游泳、打球、瑜伽、太极拳等。有心脑血管疾病者运动前要做好热身，让关节活动开的同时，降低心脏负荷。

二、通便

中医很早就观察到，经常大便燥结难解的人，皮肤也易早衰。唐代伟大医药家孙思邈在其《千金要方》中记述："便难之人，其面多晦。"现代医学研究也证明，长期便秘的人，必然会"花容失色"。

众所周知，人体肠道内每天都有不被利用的废物产生，这些废物不断堆积便成了"宿便"。宿便堆积肠中，不光能引起腹胀、口臭、头晕、食欲不振、乏力等症状，而且这些在肠道停滞淤积的宿便，由于细菌的作用而不断地发酵、腐败，产生有害的毒素气体，并被吸收入血液，刺激、毒害皮肤，引起面部雀斑、粉刺、脓疱、皮肤粗糙等皮肤病。因此，女性美容还需注意保持大便通畅。保持大便通畅的根本措施在于喝足水分，多吃水果蔬菜、全谷类、全麦类食物，适当活动。

总之，养血、通便是女性护肤必须遵守的基本原则。否则，即使花费万金购买高级化妆品，也难葆青春亮丽容颜。

（王　晶）

第五节　美肤"药"任你选

一、许多护肤品中添加了含"药"素美肤成分，你选对了吗？

1. 人参：珍贵的驻颜灵丹

自古以来人参一直是一种昂贵的药材，食用可增强人体抵抗力，延缓衰老。人参分为很多种，有高丽参、红参、野参、党参，主要的功能是补中益气、润肺生津及促进血液循环。近年来，人参被应用于美容护肤中，因其极强的抗氧化能力而备受关注。不仅如此，人参提取物还具有平抚皱纹，促进血液循环，加速新陈代谢等多重功效，可有效调理肌肤，恢复其健康年轻状态。

2. 当归：给肌肤健康气色

中医认为，当归味甘、辛，性温；归肝、心、脾经，具有补血活血、祛瘀生新之功效，对于因血虚所致的面色不佳有较好的疗效。长期服用当归，可使面部皮肤重现红润色泽。在汉方美容热潮中，美容养颜效果极佳的当归自然也加入其中。

3. 龙胆草：高原上的美白贵族

在很早的药材书籍上就有记载，龙胆草是极品中药美容药材，具有舒缓、镇静及滋润肌肤的功效，无论是内服或外用，都是珍贵的美容极品。据说，这种有着奇特名字的珍贵植物要经过 5~10 年才能成熟。因其具有高耐受性，可抵抗各种恶劣环境，经精细提取后的龙胆草萃取液被用于护肤品中，使肌肤抵抗力自然增强，同时兼具美白与保湿的功效。

4. 薏仁：汉方中的"平民天后"

在众多昂贵稀有的中药材中，薏仁可以称得上是"平民天后"。因其价格低廉，使得更多的人能受益于它。而薏仁本身所具有的润泽肌肤、美白补湿、行气活血、调经止痛等功效十分卓著，应用于皮肤上又具有自然美白效果，能提高肌肤新陈代谢与保湿的功能，可有效阻止肌肤干燥的现象。

5. 银杏：备受推崇的抗氧化剂

在传统中医学中，银杏树是一种耐寒耐热的植物，在恶劣环境中仍可茁壮成长，生命力非常旺盛。从银杏液中可提炼出口服或涂抹用的精华素，一直备受草药家的推崇。而近年来，欧洲护肤专家们发现，银杏是一种抗氧化剂，可促进肌肤的血液循环、减少自由基的生成，防止自由基对皮肤的伤害，可以预防皮肤的敏感反应，尤其是光敏感反应。

6. 灵芝、椎茸：衰老肌肤的救星

这两种茸类在古老的中国传说中，因为能强身养命、防止老化，常常被列入提炼仙丹或不老药的重要配方。这两

种珍贵的药材被生物科技人员发现含有极丰富的稀有元素"锗"，能使人体血液吸收氧的能力增加 1.5 倍，因此可以促进新陈代谢并有延缓老化的作用，还有增强皮肤本身修护功能的功效。

7. 火棘：美白肌肤的新元素

传说古代美女杨贵妃为了拥有一身柔白胜雪的肌肤，曾经致力探索各种药材的功效，相传她就是依靠火棘来维持肌肤的白皙美丽。具有美白奇效的"火棘"是一种蔷薇科植物，又称"赤阳子"或"火辣子"，主要生长在中国大陆西北部高原地区。经过临床实验证明，火棘具有美白疗效，可以抑制"组胺"刺激色素母细胞产生过多黑色素，具有淡化麦拉宁色素和保湿的神奇功效。

二、水果味美，功效性在于润物细无声之间，你更钟爱哪种水果呢？

1. 甜腻美味——柿子

柿子味甘涩，性寒。其所含的维生素及糖分要高出一般水果一到两倍。可以养肺护胃，清除燥火，经常食用能够补虚、止咳、利肠、除热。空腹食柿子易患胃柿石症，所以最好饭后食用，尽量少食柿皮。

2. 西域佳果——石榴

石榴本是西域特产，自汉代时传入中原。石榴味甘酸、涩温，能够有效地抗氧化，减少体内沉积的氧化胆固醇，延缓衰老，而且对于初秋的咽喉燥渴很有疗效。

3. 干果之王——板栗

板栗，性味甘温，入脾、胃、肾三经，可以养胃、健脾、补肾、壮腰、强筋、活血、止血、消肿等。栗子中还含有丰富的不饱和脂肪酸、维生素及矿物质，可抵御骨质疏松，高血压等疾病。清爽秋季多食些板栗可是不错的选择！

4. 维 C 之王——猕猴桃

猕猴桃得名于猕猴对它的喜爱，其维生素 C 的含量极高。另外，此果还含有血清促进素，可以帮助我们稳定情绪、镇静心情；丰富的膳食纤维能够促进心脏健康、帮助消化。猕猴桃性酸，味甘寒，还具有生津润燥，解热除烦的功效，也是秋季水果的极佳之选！

5. 天堂之果——橄榄

这是土耳其人对橄榄的赞誉。橄榄的果肉富含钙质，新鲜食用对人体颇为有益。橄榄味甘酸、性平，可以清热解毒、消积化痰，滋润肺喉，尤为适合秋冬食用。

6. 酸甜适中——柚子

柚子是一种典型的南方水果，酸甜中带有略微的苦涩，汁水丰富，含有大量的维生素 C。其所含的天然果胶能降低胆固醇的含量，并有助钙、铁的吸收，而且能够和胃化滞，生津解渴。

7. 长寿食品——山楂

山楂也就是我们经常说的山里红。山楂中丰富的黄酮类及大量的维生素，能够有效地阻止自由基的生成，增强身体免疫力。山楂甘酸微温，是开胃消食，增强消化功能的良药。

8. 维生素丸——大枣

新鲜的大枣中含有丰富的维生素，尤其是大量的维生素C，能够促进体内多余的胆固醇转变为胆汁酸。此外，大枣味甘、性温，还是补中益气，养血安神的佳品！

9. 百果之宗——梨

梨又被称作快果、玉乳，因鲜嫩多汁被称为"天然矿泉水"。具有清热解毒、生津润燥、清心降火的作用。对肺、支气管及上呼吸道有相当好的滋润功效，还可帮助消化、促进食欲，并有良好的解热利尿作用。每天吃上一到两个梨可有效缓解秋燥。

10. 大夫第一药——苹果

苹果又被称为萍婆，其性味甘凉，具有补脾气、养胃阴、生津解渴、润肺悦心的功效，被称为心血管的健康保护神。多食用可以改善呼吸系统及肺的功能。工作紧张之余闻闻苹果的清香，还能提神醒脑、缓解紧张的情绪！

三、中医药膳助美容，吃出美丽健康

中医药膳是指在中医基本理论和现代营养学的指导

下，用药物和食物相配合，通过烹调加工，具有防病治病，保健强身作用的美味食品。这种食品是在继承和发掘祖国"饮食疗法"的基础上，不断加以总结和提高，使之更加理论化、系统化和科学化，以适应社会消费和工业生产的需要，逐渐形成的一门独特的学科。我国药膳，是中医中药不可分割的组成部分。饮食疗法，是我们中华民族的祖先遗留下来的宝贵文化遗产。药膳具有食物的营养和药物的治疗双重作用。

1. 调理心脏促使面色红润

《黄帝内经》中表述"心主血脉，其华在表"，表明如若心脏气血充盈，则面部呈现红润光泽，反之心脏气血亏损则面部呈现出苍白晦暗。心是人体重要组成部分，心主宰人体血液运行，濡养头面以及皮肤，能够促使皮肤保持红润光泽且富有弹性。药膳可选用大枣、五味子、桂圆、莲子等添加至汤、粥中食用。能够达到益气补血、润肤红颜的功效。

2. 调节肝脏润肤祛斑

中医学中肝脏可调节周身气机，同时可调理机体血量，以此确保人体面部血液充足，保持红润光泽。如若肝失调达，丧失藏血功能，则面部皮肤会呈现出黯淡无光的现象。如若肝脏疏泄情志功能异常，可能会导致人体出现恐惧、焦虑等情绪，造成气血运行不畅，促使面部呈现出黄褐或青色斑。药膳方选择玫瑰花、枸杞、女贞子以及菊花等泡茶饮用，以此疏肝解郁，调节情志。

3. 调节脾脏促进肌肤恢复弹性

脾，为后天之本，气血生化之源。对于人体而言，确保脾脏功能正常，可保持气血生化功能旺盛，在皮肤肌肉方面可保证有充分的营养，以此呈现出肌肉强健丰润，其肤色显现白里透红、富有弹性，从而使皮肤衰老、皱纹等情况得到有效控制。若脾胃功能出现异常，则会出现气血津液不足、面部暗淡无光、皮肤粗糙等现象。药膳方选择山楂、薏苡仁、大枣以及山药等与汤、粥等共同煮食，可健脾养胃，促使皮肤更加细腻、红润有光泽、富有弹性。

4. 调理肾脏，预防衰老、皱

中医学中"肾主藏精，其华在发，其充在骨，开窍于耳"。当肾部经血充盈时，人体周身气血正常，肾脏能够将体内多余水分有效地排出体外，调节体内水循环。如若人肾虚衰，则无法将体内多余水分有效排除，极易引发腰部以下部位出现水肿、虚胖等临床症状，且面部会呈现出晦暗、失去光泽等，同时表现为发质枯燥、齿摇发落，使容颜受损。药膳选择有海带、黑豆、紫菜以及核桃等，能够使人体皮肤更加红润有光泽，同时促使人体发质更加丰润，有利于头发生长，以此抑制衰老，祛皱。

5. 调理肺脏，保湿肌肤

中医认为，肺其华在皮毛，其充在皮，开窍于鼻。如若肺功能发生异常则面容会失去原本的光泽、憔悴，同时毛发枯燥，因此保持皮肤含有充足的水分显得尤为重要。皮肤粗糙、衰老、出现皱纹是皮肤缺水的主要表现。药膳方选择杏仁、麦冬、百合、白萝卜等适量食用可以起到生津润肺的功效，促使皮肤毛孔更为细致。

（王　晶）

第六节　女人美颜，按摩四大"穴位"

爱美是女人的天性，我们无法让时间停止流逝，但可以通过各种方法抚平岁月留在我们身上的印记。姣好的面容和婀娜的身姿，是众多女性所梦寐以求的，但现实的生活压力和精神压力却也给了现代女性重重一击。因此我们需要学会呵护自己，闲暇之余，通过自己的双手留住我们的美丽。本章节将简单为大家介绍如何在快节奏的现代社会通过在家穴位按摩达到美容养颜，护肤纤体，强身健体，防治疾病的目的。

一、什么是穴位按摩

穴位按摩是以中医基础理论为基础的保健按摩，以经络穴位按摩为主，通过各种按摩手法（如按法、揉法、点法等）作用于体表皮肤，达到疾病预防、治疗和保健的作用。按摩本身是一种无痛、无创伤、无副作用的医学疗法，且不受时间、地点、环境的限制，操作简单，易于掌握。同时恰当手法的按摩还可以促进局部血液循环和皮肤组织的新陈代谢，使细胞再生能力增加；刺激皮肤弹性纤维组织活性，改善皮脂腺和汗腺功能，保证皮下脂肪层正常厚度，达到保护和延缓皮肤衰老的作用。

二、穴位按摩好处多

（1）消除疲劳，调理气血。

（2）美容润肤，除皱减肥。

（3）治疗疾病，强身保健。

穴位按摩具有美容、减肥、预防、保健、治疗、康复等多种作用，适用面非常广泛。在美容、保健以及非器质性疾病的治疗及预防方面，我们可以采取自我穴位按摩的方式，往往能取得较好疗效。但对于某些器质性疾病，尤其是慢性病，以及部分病因尚不明确的疾病，建议在临床医生的指导下进行自我按摩。本章节我们将会对穴位按摩在美颜护肤层面上的应用展开论述。

三、美容保健"四大穴位"

1. 足三里穴（图 3-1）

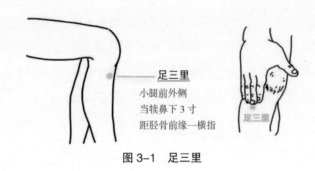

图 3-1　足三里

定位：在小腿外侧，犊鼻穴下 3 寸，胫骨前嵴外 1 横指处，犊鼻穴与解溪穴连线上。

主治：腹胀、呕吐、胃痛、消化不良等消化系统疾病，下肢痿痹，高血压，虚劳诸证，为强壮保健要穴。在美容保健方面，足三里穴也发挥着巨大的优势，补气血、减肥、祛痘、淡斑、防脱发、抗衰老、悦容颜。

操作手法：拇指指端点按足三里穴，每次 5~10 分钟，每分钟按压 15~20 次，注意按压时要使穴位有针刺一般的酸胀、发热感。

2. 血海穴（图 3-2）

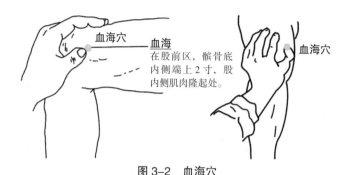

血海穴 血海穴

血海
在股前区，髌骨底
内侧端上2寸，股
内侧肌肉隆起处。

图 3-2 血海穴

定位：在股前区，髌底内侧端上2寸，股内侧肌隆起处。

简便取穴法：用掌心盖住膝盖骨（右掌按左膝，左掌按右膝），五指朝上，手掌自然张开，大拇指端下面便是此穴。

主治：月经不调、痛经、经闭等妇科病；隐疹、湿疹、丹毒等血热型皮肤病；改善皮肤暗沉、减轻雀斑、黄褐斑及色素沉着斑，减肥瘦身。

操作手法：用拇指点揉血海穴3~5分钟，或用拇指和食、中二指对称作提拿法，拿3~5次，揉10~30次，交替持续3~5分钟，力度不宜太大，能感到穴位处有酸胀感为宜，动作宜轻柔。

血海穴是治疗血症的要穴，具有活血化瘀，补血养血，饮血归经的作用。因其活血养血的特点，经常按摩此穴位，可以养颜润肤，缓解皮肤瘙痒症状；因其可调节气血的特点，经常按摩可减轻雀斑、黄褐斑、色素沉着斑；同时还具有纤瘦小腿的作用。

3. 太溪穴（图 3-3）

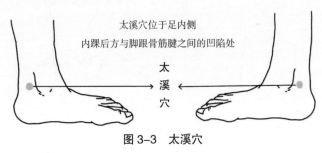

太溪穴位于足内侧
内踝后方与脚跟骨筋腱之间的凹陷处

太
溪
穴

图 3-3　太溪穴

定位：在足踝区，内踝尖与跟腱之间的凹陷中。

主治：头痛、目眩、失眠健忘、遗精阳痿等肾虚证；咽喉肿痛、齿痛、耳鸣、耳聋等阴虚性五官病症；咳嗽、气喘、咯血、胸痛等肺系病患；消渴、小便频数、便秘；月经不调、手脚冰凉、祛痘淡斑、祛眼袋浮肿、美白润肤、脱发等。

操作手法：四指放于足背处，大拇指指腹揉按太溪穴，双足可同时操作，一般按揉 3~5 分钟，每天早晚各一次，按揉时注意力度适中，以自觉酸胀感为度。

太溪穴是肾经的原穴，如同储藏肾气的仓库。太，即大也。溪，指溪流之意。该穴位名称意指肾经水液在此处形成较大的溪水。而人们常说"女人是水做的"，肌肤想要水嫩有光泽，自然离不开水的滋养，因此经常按摩太溪穴能让你拥有水润好肌肤。

4.神门穴（图3-4）

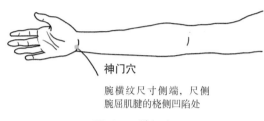

神门穴

腕横纹尺寸侧端，尺侧
腕屈肌腱的桡侧凹陷处

图3-4　神门穴

定位：在腕前区，腕掌侧远端横纹尺侧端，尺侧腕屈肌腱的桡侧缘。

主治：心痛、心烦、失眠健忘、痴呆、癫狂痫等心与神志病症；高血压、胸胁痛、面部暗沉等。

操作手法：以拇指指腹揉按神门穴，每侧揉按30次，双手交替进行3~5个循环，早晚各一次，注意按压时力度适中，使穴位有酸胀、发热感即可。

神门穴是心经的原穴，为养心安神之要穴。经常按摩此穴位，能宁心助眠，良好的睡眠质量，能够改善皮肤末梢循环，帮助皮肤恢复弹性与光泽，预防皮肤早衰。

四、穴位按摩注意事项

（1）按摩时各种手法及动作要平稳有节奏，力度因根据按摩部位、手法和目的等多种因素而定，点按穴位时避免暴力，揉按时可根据皮肤情况，涂抹适量按摩油润滑皮肤，避免因摩擦而损伤皮肤。

（2）按摩前应修剪指甲，避免损伤皮肤。

（3）按摩时力度宜先轻后重再轻，先慢后快再慢，循序渐进，连贯自然。

五、穴位按摩禁忌证

（1）按摩部位皮肤出现有皮损、溃疡或感染者。

（2）有严重的心肺功能疾病、肝、肾、脑部疾病的患者。

（3）精神病患者及孕妇。

（4）过饥、过饱或剧烈运动后不宜按摩。

（王　晶）

第七节　药浴洗出你的美皮肤

皮肤是身体最大的器官，它是为我们抵挡外界病菌侵蚀的天然屏障，具有防御功能、感觉功能、免疫调节功能、温度调节功能以及代谢功能等。在日常生活中，我们可以通过许多途径保护和清洁皮肤，如日常的洗澡、药浴、足疗、手疗等，本章节我们要和大家谈到的就是如何通过药浴，在家洗出美皮肤。

一、什么是药浴？

药浴是中医学极具代表性的外治疗法，早在周朝便已开始流行"香汤浴"，是古老而又能体现中医特色的美容保健方法。药浴是通过选配适当中草药，加水煮沸后滤渣取液，用以熏蒸或浸泡局部或全身，从而达到治疗疾病和预防保健的目的。

二、药浴的美容机制

现代医学研究认为，皮肤暗沉、老化多是由于角质细胞、真皮以及皮下组织的缺水，长此以往，使皮肤角化、脱皮甚至出现皱纹。这时我们选择适宜的具有美容保健作用的中药药浴，可以及时为肌肤补充水分，增加皮肤弹性，并通过适宜的水温，促进血液循环，加速皮肤对毒素（如尿酸、尿素、无机盐等代谢产物）的排泄，使皮肤光滑细腻，恢复健康肌肤。

三、药浴也需辩证论治吗？

目前市面上各类型药浴产品五花八门，是否人人都适合使用呢？药浴也需要辩证论治吗？药浴属于中医外治方法的一种，与内服中药一样也需要辨病辩证选方。患者需要根据自身症状、需求、体质差异，在专业医生的指导下选择合适的汤剂进行药浴。除药物选择的不同外，在药浴温度和时间上的把控也尤为重要，应根据患者实际情况做出选择。

四、常用药浴方剂

1. 美白润肤浴方

组成：白芷、白芍、茯苓、桃花、当归、玫瑰花各30 g。

功效：健脾利湿，活血消斑，美白养颜。

用法：将药物用纱布包好放入锅内，冷水浸泡30分钟，大火烧开后小火熬制30分钟，纱布滤渣取汁，倒入浴盆，待水温合适即可洗浴。

2. 玫瑰解郁浴方

组成：玫瑰花、白芷、白芍、当归、柴胡、木香、首乌藤各25 g。

功效：疏肝解郁，活血安神，美容养颜。

用法：将药物用纱布包好放入锅内，冷水浸泡20分钟，大火烧开后小火熬制30分钟，纱布滤渣取汁，倒入浴盆，待水温合适即可洗浴。

3. 祛湿减肥浴方

组成：荷叶、山楂、薏苡仁、当归、白芷、佩兰各30 g。

功效：健脾祛湿，润肤除脂。

用法：将药物用纱布包好放入锅内，冷水浸泡20分钟，大火烧开后小火熬制30分钟，纱布滤渣取汁，倒入浴盆，待水温合适即可洗浴。

4. 润肤止痒浴方

组成：地肤子45 g、薄荷25 g、马齿苋30 g、野菊花20 g、苦参40 g、白鲜皮40 g。

功效：清热解毒，润肤止痒。

用法：将药物用纱布包好放入锅内，冷水浸泡20分钟，大火烧开后小火熬制30分钟，纱布滤渣取汁，倒入浴盆，待水温合适即可洗浴。

5. 调经美容浴方

组成：艾叶20 g、当归25 g、川芎20 g、木香25 g。

功效：温经通络，美容养颜。

用法：将药物用纱布包好放入锅内，冷水浸泡20分钟，大火烧开后小火熬制30分钟，纱布滤渣取汁，倒入浴盆，待水温合适即可洗浴。

6. 花瓣浴

玫瑰花浴美白润肤，金银花浴去痱止痒，茉莉花浴润肤保湿，艾叶浴除湿止痒……为求方便快捷，也可取玫瑰花、茉莉花、野菊花、艾叶、金银花等新鲜的花瓣或干花，洗净后放入浴盆，浸泡约30分钟后泡浴，沐浴时可用花瓣轻轻揉搓身体或面部，亦可起到洁肤、润肤、香肤之功效。

此外，还有牛奶浴、柠檬浴、橘皮浴、盐浴等，也都能在清洁皮肤的同时，起到一定的护肤功效，在此不再一一赘述。

五、药浴的好处

药浴的好处不容小觑，中医认为脏腑经络通表里，通过将适宜的药物熬汁去渣后泡浴，可使药物透过皮肤及穴位进入人体经络、血脉，从而散布全身，达到一定的治疗及保健作用。

（1）促进血液循环，排毒养颜，改善皮肤状态。

（2）美白润肤止痒，防治皮肤病。

（3）促进胃肠蠕动，健脾助消化。

（4）温经通络，散寒止痛。

（5）安神助眠。

六、药浴的注意事项及禁忌证

药浴虽然益处多多，但在使用药浴之前，我们需要谨记以下注意事项及禁忌证，避免不良反应及意外的发生。

1. 注意事项

（1）自身存在皮肤疾病的患者，需在临床医生指导下使用药浴。

（2）婴幼儿及皮肤敏感人群，需在临床医生指导下使用药浴。

（3）空腹、饭后及饮酒后，不宜进行全身药浴。

（4）药浴时间不可过长，以免汗出过多，体液大量丢失引起头晕乏力等不适。

（5）药浴温度不宜过高，以免烫伤皮肤。

（6）药浴后应缓慢起身，避免出现体位性低血压，造成一过性脑部缺血，引起眩晕甚至晕厥。

（7）药浴时应注意保证室温不低于20度，药浴后注意避风保暖，预防感冒。

（8）外用药浴不宜内服。

2. 禁忌证

（1）皮肤有开放性伤口的患者，不宜药浴，避免伤口感染。

（2）有冠心病、高血压、心肺功能较差的患者，不宜全身药浴，可局部药浴。

（3）妊娠期间的妇女，不宜药浴，以免影响胎儿。

（4）月经期间的妇女，不宜药浴。

（5）患有急性传染病、严重出血性疾病的患者，不宜药浴。

（王　晶）

第八节　七步头皮按摩，秀发重现光影

大家去理发店肯定有过这样的经历，洗头师在洗头发前一定会给你按摩头部，这是为什么呢？

头部是我们身体当中非常重要的一个地方，而且我们的头部充满着很多穴位，而头皮是我们大脑的保护层，因此，经常按摩头皮能够达到健康养生的功效，那我们要如何按摩我们的头皮呢？

其实在生活中很多人都有挠头的习惯，这不仅是可以缓解你头皮瘙痒的情况，更是可以疏通我们脑部的气血，能够改善我们的发质，让你拥有一头秀发。挠头实际上就是一种给头皮按摩的方式，也是给我们头皮的某些穴位的一些刺激，以达到头部健康的目的。

一个小小的动作藏有大大的秘密，挠头看似是一个伸手就能做到的动作，但也是有讲究的，并且有一定的技巧。那么下面就给大家介绍一下七步头皮按摩法吧。

第一步：将手指合拢，指尖在太阳穴处轻轻按压，以顺时针方向打圈6次，再以逆时针方向打圈6次（图3-5）。

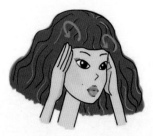

图 3-5　第一步

第二步：将双手手指并拢，以指腹从眉毛中间开始按压，从前往后，到额头、头顶和枕后发际线凹陷处风池穴（图3-6）。

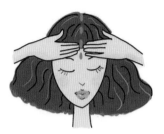

图 3-6　第二步

第三步：将双手手指并拢放在额头上，以指腹从眉毛中间开始向两侧轻轻按压，一直按到太阳穴处为止，重复做 6 次（图 3-7）。

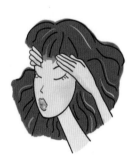

图 3-7　第三步

第四步：以双手四指指腹，从后脑枕骨开始，从后往前，以打圈的方式按摩头皮，一直到按摩整个头皮为止。直到感觉头皮已经放松，消除紧张感即可（图 3-8）。

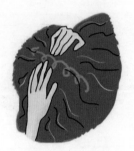

图 3-8　第四步

第五步：将双手盖住两耳，手指放在脑后，左右手的手指都要尽量靠拢，接着用四指按摩耳后头皮，心里默数 36 下（图 3-9）。

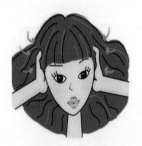

图 3-9　第五步

第六步：将双手张开，手指插入头发里，尽量贴着头皮，用力将手掌紧闭握拳，拉撑头发。重复这个动作直到整个头皮都拉撑过为止（图 3-10）。

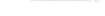

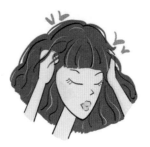

图 3-10　第六步

第七步：最后，做梳发动作。即将双手十指微屈呈梳子状，由前额发际将头发往后梳，一边梳一边按摩。重复此动作至少 10 次（图 3-11）。

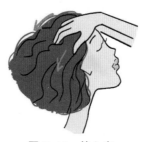

图 3-11　第七步

俗话说得好，坚持就是胜利，很多时候我们的健康都是贵在坚持，不可以三天打鱼两天晒网。只要我们每天坚持七步头皮按摩，不仅可以改善我们的发质，更能增强我们的健康体质。

七步头皮按摩法，健康你我他，赶紧学起来、做起来吧。

头皮按摩在日常保健中起着一定的作用，但当你已经有脱发的困扰，严重影响生活时，建议于皮肤科专科就诊。

（张予晋）

第九节　蔬果面膜，美丽又省钱

面膜是很早以前就被使用的一种护肤方式。远在古埃及金字塔时代，人们就已经知道利用一些天然的原材料，如土、火山灰、泥等物质敷在面部或全身，用以治疗一些皮肤病。后来发展到将羊毛脂和各种物质如蜂蜜、植物的花类、蛋类、粗面粉、粗豆类等混合，调成浆状，敷在脸上，以达到美容或调理一些皮肤病。

在中国，面膜的盛行是从唐朝时期开始的，主要流行于皇室贵族妇女中。典籍中记载，杨贵妃使用以鲜杏仁、轻粉、滑石粉为主料，辅以冰片、麝香，用蛋清调制而成的红玉膏。随着现代制剂、工艺的逐渐发展，面膜的发展慢慢由依赖天然移向科学地工艺靠近。目前，具有较明确功效和科学支撑的面膜类产品在广大消费者中更加普及，但面膜的价格，随着经济的发展也呈逐渐升高的趋势，所以越来越多的消费者在高价面膜面前也是望而却步，于是乎，大家又开始尝试使用天然的水果、蔬菜制作面膜，而且也越来越普及，我们知道得最多的就是黄瓜面膜，当然还有用很多其他水果制作的面膜。那么蔬果面膜到底有没有效果呢？有哪些蔬菜、水果能用来制作面膜？是所有人都适合蔬果面膜吗？

不可否认，大多数的蔬菜、水果中的含有丰富的营养元素，这也是果蔬美容的神奇之处，如维生素 C、维生素 E、矿物质、纤维素、不饱和脂肪酸等营养物质，种类很多，功用也多种多样，这些确实能起到美白、补水、柔嫩肌肤的作用。蔬果中所含营养物质，不仅是维持生命的必要因素，也是美容的重要物质。人体一旦严重缺乏维生素，会影响到美容与健康。例如，缺乏维生素 A 时，人体皮肤组织会干燥，增生及角化；缺乏维生素 E 时，会严重影响肌肤的新陈代谢。

但这并不意味着所有蔬菜、水果都可以用来制作面膜敷脸，很多人会觉得用蔬果面膜很天然，自己动手切几片柠檬或西瓜皮敷敷脸，既省了钱，又做了面膜，认为做这些没有需要特别注意的地方，殊不知，随意乱用可能会伤及容颜。例如，新鲜山药黏液中的植物碱性成分接触皮肤被释放，容易导致皮肤过敏、刺激；柠檬、草莓、西瓜皮等水果中富含鞣酸、果酸等酸性成分，使用不当易使皮肤出现干燥、红肿等症状；芦荟、柑橘、苋菜、菠菜等果蔬含有光敏性物质，遇到阳光极易发生光敏反应，容易引发面部瘙痒、红肿、丘疹、水疱等光敏性皮炎的症状。

当然，像香蕉、黄瓜、土豆、丝瓜等，这些果蔬不良反应少，安全性较高。黄瓜、丝瓜水分丰富，性质温和，滋润肌肤的同时还能有效收缩毛孔；用土豆片敷眼周能改善黑眼圈。下面推荐几款自制蔬果面膜：

1. 黄瓜面膜

美容功效：黄瓜中富含维生素 C、氨基酸及黏多醣体，具有美白、镇静、舒缓、收缩毛孔、补湿功效。将切薄片的黄瓜冷冻后直接敷在面部及双眼，能收缩粗大毛孔、舒缓过敏、晒后受伤及暗疮的皮肤；将黄瓜榨汁敷面，能让护肤成分更易渗透入皮肤底层。

做法：将黄瓜磨成泥，隔渣取汁，放入冰箱冷藏；将一次性面膜纸放入黄瓜汁中浸泡，使其沾满黄瓜汁，展开后敷面 15 分钟，也可以把黄瓜汁当化妆水使用，对舒缓敏感皮肤很有效，但应尽快使用完毕。

2. 香蕉面膜

美容功效：长期坚持使用，能明显感觉到脸部肌肤变得细嫩、滑嫩，这款温和型面膜特别适用于干性或敏感性皮肤。

做法：将香蕉去皮，放在面膜碗中捣烂成糊状，可加入少量纯净水，将香蕉泥涂抹在面部，20 分钟左右清洗干净。

3. 丝瓜水面膜

美容功效：丝瓜水中含有丰富的糖类和植物黏液、维生素及矿物质，能帮助肌肤锁住水分，补充肌肤所需水分，能柔和吸附老废角质，清除肌肤深层污垢，抑制黑色素生成，改善粗糙有皱纹的皮肤，具有促进肌肤新陈代谢的作用，使肌肤恢复白嫩柔滑。

做法：将丝瓜去皮洗净，放入榨汁机中榨汁，然后过滤掉丝瓜渣，留取透明的液体，再加入少量矿泉水和5滴左右甘油一同混合均匀，待用。

需要提醒的是，因为每个人的肤质不同，任何蔬果面膜在使用前，为了保险起见，都应当先在耳后、手臂内侧测试一下，确定没有过敏反应再大面积使用。同时使用过程中应及时关注使用部位的感受，如有异常应及时停用。

（周　蓉）

第十节　常饮蔬菜汁，养生又养颜

蔬菜汁是一种健康的饮品，它富含丰富的维生素和矿物质，能较好地被人体消化吸收，有强身健体、美白嫩肤等功效。尤其是我们在清晨喝一杯蔬菜汁，能很好地排除体内堆积的毒素和废物，还能排毒、减肥和美容的作用，是适合于各个年龄段的绿色饮料。蔬菜汁根据四季的不同，也会有多种品种来供我们选择，而且制作方法很简单，一种或多种蔬菜配上一台料理机就好了，便宜简单，养生又养颜，所以在国内国外各地，都非常受欢迎。

下面，介绍几种常见蔬菜汁的功效：

1. 胡萝卜汁

胡萝卜味甘、性平、无毒，颜色亮丽，脆嫩多汁，芳香甘甜，对人体具有多方面的保健功能，受到人们普遍的喜爱，因而被誉为"小人参"。因胡萝卜中维生素多且种类丰富，富含有维生素 A、维生素 B_1、维生素 B_2、维生素 C、维生素 D、维生素 E、维生素 K、维生素 P 等，几乎可以与多种维生素药丸相媲美，所以胡萝卜也有"天然维生素"之称。

胡萝卜具有突出的防癌、抗癌作用，近代医学研究发现，缺乏维生素 A 的人，其癌症发病率要比普通人高 2 倍多。如果每天喝一杯胡萝卜汁，其所含的胡萝卜素会产生大量维生素 A，可明显降低肺癌的发病率，甚至对已转化的癌细胞也有阻止其进展或使其逆转的作用。研究还证明，胡萝卜中含有较多的叶酸（维生素 B 族）和木质素，也都具有提高机体抗癌免疫的功能。

2. 芹菜汁

芹菜味甘，性寒，入肺、胃、肝经。有和胃利尿、解毒祛湿、除心下烦热、散瘀破结、清热平肝、降血压等功效。芹菜又名旱芹、药芹、香芹。生于沼泽地带的叫水芹，生于旱地的叫旱芹。全国各地都有种植。它既可以熟食，也可凉拌。尤其在寒冷干燥的天气，人们往往会感到口干舌燥、气喘心烦、身体不适，若经常吃些芹菜有助于清热解毒、祛病强身。芹菜营养价值很高，富含有蛋白质、脂肪、碳水化合物、纤维素、维生素、矿物质等。其中维生素以 B 族含量居多，矿物质元素钙、磷、铁等含量更是高于一般绿色蔬菜。

芹菜的味道清香，可以增强人的食欲，对降血压、排除体内毒素和对有"三高"症状的患者更是非常有效的食疗药方。芹菜含有丰富的膳食纤维，有较强的清肠作用，能吸走肠内水分和杂质、色素，尤其对因紫外线照射而生成的黑色素的生长有抑制作用可以把有害于人体的物质，甚至使致癌物质排出体外。常吃芹菜，有利于美白皮肤，所以，营养学家一致认为，芹菜是一种减肥、美容、抗癌、降压的"圣药"。因为芹菜中的钙、磷含量较高，所以它也有一定的镇静和保护血管的作用，还可增强骨骼，预防小儿软骨病。同时，它的含铁量也很高，也是缺铁性贫血患者的一种很好的食物选择。

3. 黄瓜汁

黄瓜性凉，味甘，黄瓜中的成分以水分居多，约占98%，还含有蛋白质、脂肪、碳水化合物、钙、磷、铁、胡萝卜素、硫胺素、核黄素、维生素、尼克酸、抗坏血酸还含有葡萄糖、半乳糖、果糖、咖啡酸、绿原酸、丙醇二酸、氨基酸和挥发油等人体必需的多种营养物质。故《本草纲目》中载称："黄瓜有清热、解毒、止渴利水、美肤、减肥、消肿、镇痛之功效。"

黄瓜是一种美容护肤的佳蔬，它能为人体的生长发育和生命活动提供必需的多种维生素、氨基酸等营养成分。黄瓜可食用也可以外用，长期食用黄瓜以及用黄瓜做果蔬面膜，可有效地延缓衰老，减少皱纹，达到美容养颜的作用。如果经常受到日晒，或日晒后引起皮肤变黑、粗糙，可将黄瓜捣碎成汁涂擦患处，或饮用其汁，对于保护皮肤、减缓老化及皱纹的产生大有益处。黄瓜中还含有非常娇嫩的纤维素，既能加速肠道腐坏物质的排泄，又有降低血液中胆固醇的功效。因此，患有肥胖病、高胆固醇和动脉硬化的患者，常饮黄瓜汁，也是大有益处的。黄瓜中另一种叫"丙醇二酸"的物质，它能抑制碳水化合物和糖类物质在人体内转变为脂，这对于身体肥胖的人来说，具有良好的减肥作用，而且对于糖尿病患者也有一定的帮助。

以上只列举了三种我们生活中用得非常多而且功效非常明显的蔬菜汁，当然还有像番茄汁、白菜汁、菠菜汁、丝瓜汁等都有较好的养生、养颜的作用。健康的关键，是多吃蔬菜，吃多样化的蔬菜，我们可以在生活中去探索更多的蔬菜汁，也可以进行搭配，寻求更美味的健康饮品，也能为生活带来更多乐趣。

（周　蓉）

第十一节　早期自查皮肤癌

谈"癌"色变，是当今许多人的真实写照，而提起"癌"这个词，大多数人第一时间想到的都是胃癌、肝癌、肺癌之类的内脏病变，相对处于外部的皮肤癌则往往被人所忽略。实际上，皮肤癌是我们人体最常见的一类恶性肿瘤，它的致命性丝毫不亚于那些常见的癌症，且起病隐秘，不易被发现，这就需要我们掌握一些早期自查皮肤癌的方法。

一、常见的皮肤癌有哪些？

常见的皮肤癌主要是三种：基底细胞癌，鳞状细胞癌和恶性黑色素瘤。

1. 基底细胞癌

虽然占到皮肤肿瘤的 80% 左右，但很少有人死于基底细胞癌。基底细胞癌好发于老年人，暴露部位（特别是面部）多见。临床上分为结节溃疡型、色素型、表浅型、硬化型四型，其中色素型和结节溃疡型最常见，早期表现为小结节，质硬，后逐渐增大出现溃疡，溃疡边缘呈珍珠状向内卷曲，多数呈黑色。

2. 鳞状细胞癌

它比基底细胞要危险，如果不及时治疗，鳞状细胞癌会扩散到淋巴结并危及生命。鳞状细胞癌好发于老年人，暴露部位多见。早期表现为小而硬的红色结节，后迅速增大演变为菜花状增生或者中央破溃形成溃疡，常伴恶臭。

3. 恶性黑色素瘤

虽然它只占所有皮肤癌的百分之一，但它是最致命的。

恶性黑色素瘤好发于中老年，四肢末端（特别是足底、足跟及手指、足趾）多见。早期表现常为不规则黑斑或原有黑痣突然扩大、颜色加深或发炎，以后形成高起的黑色结节或斑块，溃破出血。

二、为什么会得皮肤癌？哪些人容易得皮肤癌？

皮肤癌至今病因不清，但可能与长期暴晒、X线照射、电离辐射、接触化学致癌物、病毒感染等有相关。鉴于皮肤癌主要发生于我们人体的曝光部位，因此谈到其病因，就不得不把紫外线放在一个重要的位置上。

那么哪些人容易罹患皮肤癌呢？第一就是经常受到紫外线照射的人；第二是长期接触一些化学致癌物的人；第三是患有迁延不愈的溃疡、狼疮以及放射性皮炎的人；第四是曾经得过皮肤癌的人。

三、如何早期自查皮肤癌呢？

以下几种情况都有可能是早期皮肤癌的表现，需特别注意：

（1）快速生长。原来的肿物快速生长，面积快速扩大，出现形状不规则的肿块、色斑，边缘参差。

（2）出现瘙痒、疼痛等不适。原有肿物的部位开始出现瘙痒，疼痛，或者红肿的状况，感觉明显不适。

（3）颜色改变，表面粗糙。色素向周围扩散，原有颜色逐渐加深，或是颜色斑驳，黑、咖、红、白混杂。肿物表面变得粗糙，如同橘皮，其上无体毛，重者溃烂。

（4）周围皮肤性质改变。肿物周围的其他皮肤也变得肿胀，呈苍白色或者灰黑色。

（5）反复出血溃疡。原有肿物出血反复少量出血，伤口延迟不愈合，创面形成溃疡伴有渗液。

（6）身上原有的痣突然发生了变化，特别是易摩擦部位，如手掌或者足底部位的色素痣突然发生了颜色的加深、范围的增大，或者局部出现了发红、瘙痒的症状。

四、得了皮肤癌要怎么治疗？

就治疗而言，基底细胞癌比较简单，行简单手术治疗即可。虽然基底细胞癌绝大部分可治疗，但复发率较高，建议每天坚持采用涂抹防晒霜等防晒手段抵御紫外线照射，并定期进行皮肤检查。

鳞状细胞癌的治疗方法与基底细胞癌类似，但它可转移扩散到淋巴结或身体的其他部位，更应高度重视治疗。

恶性黑色素瘤应尽早、更加积极地治疗。

总之，皮肤癌理想的治疗方式是早期彻底手术，防止转移，后期可联合化疗。良性及癌前期病变可应用冷冻、电烧灼、激光等治疗。

五、怎么预防皮肤癌的发生？

（1）遗传因素会增加患皮肤癌的风险，但我们平时能做到的最重要的事情就是防晒。因为紫外线照射可诱发皮肤癌，所以在外出时要尽量涂抹防晒霜，或使用遮阳伞、防晒衣等进行物理防晒。

（2）尽量避免长期接触有较强致癌性的化学物品如沥青、焦油、砷化物、苯并芘等，如无法避免，则应做好防护措施。

（3）放射科工作人员应注意电离辐射。

（4）积极治疗原发病。患有光化性角化病、着色性干皮病等癌前病变者，应尽早进行治疗，避免恶变。

（5）要关注自身皮肤状况，发现异常改变要及时到医院进行检查，或定期进行皮肤检查。

（6）正所谓"正气存内，邪不可干"，平时要加强身体锻炼，保持良好的生活习惯，使自己拥有一个健康的身体。

（张予晋）

第十二节　黑痣恶变的信号

一、正确认识痣

痣，又称痣细胞痣、色素痣、黑素细胞痣，为人类最常见的良性皮肤肿瘤，是表皮、真皮内黑素细胞增多引起的皮肤表现。据痣成分的不同可分为：色素痣、皮脂腺痣、血管痣、疣状表皮痣、浅表脂肪瘤样痣、黑头粉刺痣以及结缔组织痣等。

其中色素痣可分为痣细胞痣、表皮黑素细胞增生、真皮黑素细胞增生。痣细胞痣据发生时间又可分为先天性痣和后天性痣。后天性痣包括普通痣、Spitz 痣、晕痣等。表皮黑素细胞增生主要有黑子，黑子又叫雀斑样痣，可分为单纯性黑子、簇集性或节段性黑子、色素息肉综合征、日光性黑子、斑痣五类。真皮黑素细胞增生主要包括蓝痣、太田痣、伊藤痣及颧部褐青色痣。

二、哪些是黑痣恶变的信号？

1. 外观颜色变化

恶变时出现多种色泽，除深棕色及黑色外尚可出现红色、粉红色、白色、蓝色，这种色泽可从痣的边缘向周围正常皮肤扩散。

2. 面积突然增大

良性色素痣直径一般小于 6 毫米，如突然扩大或持续增大有可能是恶变信号。

3. 外形轮廓不对称

恶变时形状已不呈圆形，变得不对称。

4. 突然增高、变厚

如突然明显隆起皮肤，尤其是原较扁平的色素痣突然增高，常为恶变信号。

5. 出现溃烂或出血

如出现脱屑、糜烂、渗液、痂皮、溃烂、出血等现象，常为恶变信号。

6. 出现卫星病灶

色素痣周围皮肤如出现潮红、肿胀，尤其是在痣周围出现小的"卫星色素块"时，应考虑为恶变的开端。

7. 脚底或手掌的痣

长在脚底或手掌的痣一定要重视，由于此处容易遭受摩擦，容易恶变，应尽早祛除。

AAD 推荐的"ABCDE"方法，也可用于每月自我筛查黑色素瘤和其他类型如痣和胎记的皮肤癌：

A——Asymmetry，不对称。

B——Border，不规则、扇形或界限不明确的边界。

C——Color，颜色斑驳，它可能有棕褐色、棕色、黑色、白色、红色或蓝色的色调。

D——Diameter，直径，黑色素瘤通常大于 6 mm。

E——Evolving，进化，痣在大小，形状或颜色方面较先前发生了变化。

三、易恶变的良性黑素细胞肿瘤有哪些？

（1）发育不良性痣。

（2）先天性巨痣：易于恶变，而且恶变发生的时间早，宜于出生后尽早切除。

（3）先天性小痣：对先天性小痣的大小，目前尚无明确界限，为便于研究，一般将 ≤ 10 cm 者称为先天性小痣。先天性小痣较普通后天性色素痣易于恶变。

（4）细胞型蓝痣：较易恶变，但此型痣极少。

四、如何预防黑痣恶变？

详见第十一节。

（张予晋）

第十三节　性爱专一，积极防治性
传播性皮肤病

性传播性皮肤病，顾名思义，就是通过不安全、不洁性行为传播而来的皮肤病。性传播性皮肤病除了大家耳熟能详的艾滋病、梅毒、生殖器疱疹，还有淋病、非淋球菌性尿道炎、尖锐湿疣、细菌性阴道炎、生殖器念珠菌病等。如果你看到这些病名还不觉得畏惧，不如先来了解一下这些疾病吧！

一、艾滋病

艾滋病由感染艾滋病病毒（human immunodeficiency vincs，HIV）引起的，HIV 病毒主要攻击人体 CD^4T 淋巴细胞并破坏它，使人体丧失免疫功能。因此，人体易于感染各种疾病，并可发生恶性肿瘤，病死率较高。

艾滋病的传播途径，除了血液传播、母婴传播，最普遍的传播途径则是性传播。艾滋病潜伏期内除可查到病毒抗体，可以与常人无异没有任何临床症状地生活和工作，但潜伏期的长短因个体差异，长达 20 年，平均 7~10 年。过了潜伏期后，尤其是最后的重症艾滋病期，则出现发热或伴出汗，发冷等症状，且极度疲劳，不易恢复，皮肤可有点、斑、结节、紫红色斑等改变，有头痛、颈痛、肌痛、麻木等神经症，甚至有抑部、错觉、幻觉、妄想等精神症，因免疫功能重度缺陷，并发条件致病菌感染（如卡氏肺囊虫肺炎，隐孢子虫性腹泻，肺与气管白念球病等疾病），最后结局即为死亡（图 3-12）。

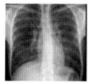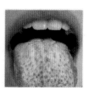

Pneumocystis pneumonia (PCP)　Kaposi's sarcoma　Shingles　Oral candida

图 3-12　常见的 HIV 相关感染

（出自百度文库）

二、梅毒

梅毒，中医称之为"梅疮""杨梅疮"等，是由苍白螺旋体所引起的一种全身性慢性传染病，主要通过性交传播，可经过胎盘传播给下一代。

梅毒的临床表现：

1. 一期梅毒（早期阶段）

通常会出现无痛性溃疡（硬下疳）。这一症状通常出现在感染后 3 周内，部位在生殖器处，如阴茎部位、阴道内侧或宫颈。

2. 二期梅毒

二期梅毒具有高度传染性，以出现皮疹为特征，皮疹可出现在全身各处皮肤和黏膜上，同时可伴有小的开放性脓性溃疡。此时若梅毒扩散至全身，可能会出现发热、咽喉痛、隐约感觉全身无力或不适、体重减轻、斑片状脱发，尤其是眉毛、睫毛及头发、淋巴结肿大等症状，也会出现颈项强直、头痛、易怒、麻痹、不对称的条件反射等神经系统症状。

3. 潜伏阶段

如果不治疗，病情将会进展为梅毒的无症状潜伏阶段。在这一时期通常只能通过血液检查、患者病史或分娩先天性梅毒患儿来确诊梅毒。梅毒感染在无症状的潜伏期同样具有传染性。

4. 三期梅毒（晚期阶段）

这是梅毒最具破坏性的阶段。三期阶段最早可在感染1年后开始，或在之后任一时间开始。在这一阶段，梅毒将导致严重的血管及心脏问题、精神障碍、失明、神经系统病变，甚至死亡。三期梅毒的并发症包括：梅毒瘤、心血管梅毒、神经梅毒，影响心血管及神经系统。

三、生殖器疱疹

外阴长了一堆小水疱，有些疼有些痒，想要就医却又难以启齿，想拖延但又怕引起后遗症。那么作为靠谱的皮肤科医生来告诉你，这其实就是生殖器疱疹在作祟。一旦被传染上生殖器疱疹，很遗憾目前为止该病还无法根治，且总是会反反复复再发。

生殖器疱疹在中医又称为"阴部热疮"，男性好发于包皮、龟头、冠状沟、阴茎部位，女性好发于大阴唇及宫颈处。生殖器疱疹是由 HSV 引起的性传播疾病，主要是 HSV-2 型，少数为 HSV-1 型，是常见的性病之一。本病反复发作，对患者的健康和心理影响较大；还可通过胎盘及产道感染新生儿，导致新生儿先天性感染。

本病潜伏期 3~14 天，表现为外生殖器或肛门周围有群簇或散在的小水疱，2~4 天后破溃形成糜烂或溃疡，自觉疼痛。腹股沟淋巴结常肿大，有压痛。患者可出现发热、头痛、乏力等全身症状。病程 2~3 周。复发性生殖器疱疹原发皮损消退后皮疹反复发作，复发性生殖器疱疹较原发性全身症状及皮损轻，病程较短。起疹前局部有烧灼感，针刺感或感觉异常，外生殖器或肛门周围群簇小水疱，很快破溃形成糜烂或浅溃疡，自觉症状较轻。病程 7~10 天。

四、尖锐湿疣

有些人在洗澡的时候无意间发现外阴或肛门出现疣状皮损，触碰感觉柔软且易出血，稍微用力还能揪掉一部分，这很可能是尖锐湿疣。

尖锐湿疣是由 HPV 感染所致的以肛门生殖器部位增生性损害为主要表现的性传播疾病。好发于 18~50 岁的中青年人。潜伏期 1~12 个月，平均 3 个月。其中 HPV6、HPV11 等病毒的感染较常见，由于 HPV 在人体温暖潮湿的条件下易生存繁殖，故外生殖器和肛周是好发部位。

尖锐湿疣损害初起为细小的淡红色丘疹，以后逐渐增大、增多，单个或聚集分布，触之湿润柔软，表面凹凸不平，呈乳头样、鸡冠状或菜花样突起。根部常带蒂，稍用力易发生糜烂渗液、出血。本病常无自觉症状，部分患者可出现异物感、痛、痒感或性交痛。直肠内尖锐湿疣可发生疼痛、便血、里急后重感（图 3-13）。

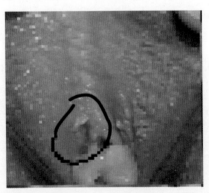

图 3-13　尖锐湿疣

（出自百度文库）

五、微生物感染类性传播疾病

这类疾病也常因不洁性行为而获得，主要包括淋病、非淋球菌性尿道炎、细菌性阴道炎，以及生殖器念珠菌病。

1. 淋病

是因接触感染淋病双球菌而引起的黏膜化脓性感染，主要累及泌尿生殖道的黏膜。男性常发病引起尿道的刺激症状如尿频，尿急，尿痛，尿道口流脓、红肿外翻等。女性淋病常先表现为外阴部自觉瘙痒，继而出现尿道炎、宫颈炎、尿道旁腺炎、前庭大腺炎及直肠炎等，其中以宫颈炎极常见，个别患者还会有其他全身症状，如发热、全身倦怠无力、不适，食欲不振，甚至恶心、呕吐。

2. 非淋球菌性尿道炎

即非淋，主要由感染淋菌以外的支原体与衣原体引起的，常为沙眼衣原体或支原体，表现为尿频，尿急，尿痛，排尿困难，尿道口有分泌物等，潜伏期3周内。与淋病相比，淋病的分泌物常呈黄色、混浊的黏稠分泌物，而非淋的分泌物是比较清亮，稀薄的。

3. 细菌性阴道炎

又称为非特异性阴道炎，本病主要通过性交传染，在性关系混乱的人群中发病率高。主要表现为：有鱼腥或胺臭味的白带，且量增多，性交时或性交后异味加重。常伴有阴道灼热感、性交痛及外阴瘙痒、潮湿不适等症状。

4. 生殖器念珠菌病

生殖器念珠菌病由白念珠菌所引起的原发或继发感染。可通过性交传染给性伴侣。本病在男性为念珠菌性龟头炎，在女性则名为念珠菌性外阴阴道炎。念珠菌性龟头炎表现为自觉瘙痒或灼热感，包皮、龟头潮红，可布有针头至粟粒大小的红色丘疹，少数患者可出现水肿、糜烂及浅溃疡。念珠菌性外阴阴道炎感外阴及阴道剧痒无比，外阴、阴道黏膜红肿，可见红色小丘疹、糜烂，白带增多、呈凝乳状或豆渣样，此为本病的特征性改变。

以上就是常见的性传播疾病，更可怕的是，这些疾病有时候并不会单一发病，例如，同感染 HIV 的人发生性关系，淋病、念珠菌病也常为高发，因此，不要为了追求刺激而进行混乱的性生活，洁身自好，做到性爱专一，只拥有一名性伴侣对防治性传播疾病很重要，对生育健康的下一代也至关重要。

（彭友华）

第十四节　积极防治肾、肝、糖尿病等全身性疾病对皮肤美容的损害

皮肤是身体第一道防线，它是最坚强也是最脆弱的部位，坚强在于它一直最敏感地感知到并且为我们抵挡寒热酷

暑，脆弱之处在于，一旦身体的五脏六腑出现问题，皮肤首当其冲，并且通过一些信号"报警"，这些信号就是皮肤病，严重影响着大家的皮肤之美和心理健康。

影响皮肤美容的皮肤病均可称为损容性皮肤病，常见的损容性皮肤病有哪些呢？大家第一时间想到的一定有痤疮，但是你知道吗？除了皮肤本身的问题，很多全身性疾病、慢性病也可导致我们的容颜受损。现在就简单来和大家聊聊常见的一些损容性疾病与其他全身性疾病、慢性病之间的相关性，以及基本防治原则。

一、黄褐斑与肝肾的相关性

黄褐斑在中医称为"黧黑斑""面尘""蝴蝶斑"等，病因不明确，一般认为与内分泌密切相关，常见于妊娠期妇女、绝经期或女性生殖器疾患者，近年来还认为其发病与局部菌群失调有关。中医则认为，本病多因肾阴不足、肾水不能上承，或者肝气郁结、热灼阴血等发病。本病男女均可发生，但以女性多见，皮损对称发生于颜面，尤以两颊、额部、鼻、唇及骸等处为多见；损害呈淡褐色至暗褐色斑片，指盖至钱币或小儿手掌大，边缘清楚或模糊不清，邻近者倾向融合（图3-14）。

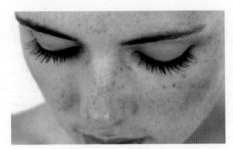

图 3-14 黄褐斑

预防：保持心情舒畅，调节情志，避免忧思恼怒；注意防晒。

二、雀斑与肝肾的相关性

雀斑中西医同名，可能是一种常染色体显性遗传性疾病，与先天因素有关，其发展与日晒的影响有关，中医认为本病多由肾水不足或风邪外搏所致。本病多在 6~7 岁开始出现，好发于面，颈和手背，亦可见于胸部及四肢伸侧，大都呈对称性；皮损为针尖之米粒大小的淡褐色、黄褐色、褐色或淡黑色斑点，境界明显，夏季或日晒后皮肤颜色加深，数目增多，冬季则颜色变浅，数目减少。

预防调护：避免日光照晒面部，外出时使用防晒产品及防晒工具。

三、黄瘤与糖尿病

黄瘤病是由于脂质沉积于皮肤引起的一种皮肤病，其病理改变为真皮内有大量含有脂质颗粒的吞噬细胞和巨噬细胞即黄瘤细胞的浸润，其病因可分高脂蛋白血症与无高脂蛋白血症两类，前者或与遗传有关，或为继发性高脂蛋白症，如续发于阻塞性肝病，糖尿病性、肾病性肾炎、胰腺炎等不同疾病所致；后者无高脂蛋白血症，由于外伤炎症或其他原因，致局部组织细胞增生，吞噬沉积的脂质而成。中医认为本病多由肝胆湿热，阻于肌肤所致（图 3-15）。

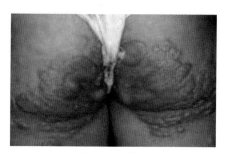

图 3-15　黄瘤

预防：积极治疗高脂蛋白血症、糖尿病等原发病，低类固醇、低糖饮食，注意控制体重。

四、痤疮、黑棘皮病、多毛、脱发与多囊卵巢综合征

多囊卵巢综合征对于女性来说是一个可怕的疾病（图 3-16），因为除了会出现肥胖、不孕、月经不调等情况，还会因为雄激素过多产生许多恼人的皮肤表现，如多毛、痤疮、脱发、黑棘皮病等症状。

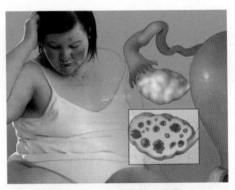

图 3-16　多囊卵巢综合征

多毛主要表现为性毛（腋毛和阴毛）增多为主，尤其是阴毛，甚至向下至肛门周围，向上到腹股沟或腹中线；并发痤疮主要因为症状较重、持续时间长、治疗效果差、顽固难愈，多分布在额头、颧部（脸颊两侧）和胸背部，伴有皮肤

粗糙、毛孔粗大；脱发主要表现为"雄激素性脱发"，即头顶—额角部的头发稀疏脱落，伴有头皮及头发油腻；黑棘皮症主要表现为颈后、腋下、外阴、腹股沟等皮肤皱褶处肤色颜色加重、发黑，皮肤表面增厚、变硬。

治疗与调护：妇科专科治疗，保持月经规律；饮食上多吃鸡蛋、豆类、瘦肉等优质蛋白食物，限制动物内脏、油炸、烧烤以及油腻食物；适度运动，肥胖者减轻体重。

五、小结

由于皮肤是我们日常生活中第一个给人造成视觉感受的人体器官，所以除了以上常见的损容性疾病，其实很多皮肤病都或多或少地具有一定的"损容性"，这就要求我们在生活习惯上一定要多加注意，饮食上要注意营养的合理搭配，不可偏食，更不可为了追求口味而多吃高糖、高油食物，同时避免辛辣刺激；作息要规律，遵循人体自然的"生物钟"，不可熬夜，早睡早起；适度锻炼身体，保持正常的体重范围；更重要的是，身体出现问题第一时间就医检查，避免疾病恶化等不良后果。

（彭友华）

参考文献

［1］范瑞强，邓丙戌，杨志波.中医皮肤性病学［M］.北京：科学技术文献出版社，2010.

［2］张学军，郑捷.皮肤性病学［M］.北京：人民卫生出版社，2018.

［3］何清湖，秦国政.中医外科学［M］.北京：人民卫生出版社，2016.

［4］彭国英.双花解毒汤合季德胜蛇药片治疗隐翅虫皮炎12例［J］.实用中西医结合临床，2004（2）：50.

［5］彭玲.凤尾草治疗隐翅虫皮炎举隅［J］.实用中医药杂志，2006（5）：301.

［6］刘端海，王伟民，韩有春，等.外用醋调云南白药治疗隐翅虫皮炎［J］.中国临床医生，2002（5）：59.

［7］余萍.He-Ne激光治疗隐翅虫皮炎182例临床报告［J］.激光杂志，2006（4）：71.

［8］文海泉.实用皮肤病性病手册［M］.长沙：湖南科学技术出版社，1998.362-365.

［9］王建华.形形色色的糖尿病性皮肤病变［J］.江苏卫生保健，2019（1）：16-17.